Kinjal Patel
Anshula Deshpande

Defeitos do esmalte na dentição decídua e permanente: uma visão geral

Kinjal Patel
Anshula Deshpande

Defeitos do esmalte na dentição decídua e permanente: uma visão geral

ScienciaScripts

Imprint

Cover image: www.ingimage.com

This book is a translation from the original published under ISBN 978-3-330-33148-8.

Publisher:
Sciencia Scripts
is a trademark of
Dodo Books Indian Ocean Ltd. and OmniScriptum S.R.L publishing group

120 High Road, East Finchley, London, N2 9ED, United Kingdom
Str. Armeneasca 28/1, office 1, Chisinau MD-2012, Republic of Moldova, Europe
Printed at: see last page
ISBN: 978-620-8-23907-7

SAIR

Antes de mais, inclino a minha cabeça em sinal de gratidão a ***Deus Todo-Poderoso****, sem cuja graça nada seria possível.*

*Gostaria de expressar o meu sincero amor e afeto pela minha mãe****, a Sra. Alpa Patel****, pelo seu constante afeto, encorajamento e conforto. Sinto-me feliz por ser o seu descendente natural, que é a única razão pela qual cheguei a esta fase. Ela tem sido uma fonte de inspiração e ensinou-me a ter compaixão, o que me ajudou a seguir a minha paixão. Ficar-lhe-ei sempre grato por me ter permitido utilizar as suas qualidades na minha formação académica.*

Estou profundamente grato ***à Dra. Anshula Deshpande****, a tutora, pelos seus conselhos especializados, perseverança, tempo precioso, encorajamento e apoio constantes. Ficarei sempre em dívida para com ela por ter acreditado em mim e na minha capacidade de realizar esta tarefa. Gostaria também de lhe agradecer o seu grande interesse, o seu entusiasmo e a sua enorme bondade, que me encorajaram constantemente. Os seus imensos conhecimentos e a sua busca incessante pela excelência académica têm sido uma fonte constante de inspiração para mim.*

Gostaria também de agradecer ao meu ***pai,*** *ao meu* ***irmão e*** *à minha* ***cunhada, Sanjay Patel, Kushal Patel e Mansi Patel****, pela sua ajuda, apoio e motivação.*

Gostaria de agradecer especialmente a ***Kushal Maniar*** *por ter acreditado em mim e nos meus sonhos.*

*Gostaria também de agradecer aos meus amigos****, Dra. Maitree Bavishi, Keya Thakkar, Jipsa Patel, Noopur Patel e Abijeet Panchakshri****, por terem estado comigo em todos os momentos.*

*Gostaria de agradecer aos meus valiosos professores****, Dr.ª Bhavna Dave, Dr.ª Seema Bargale, Dr. Poonacha KS, Dr. Vinay Mulchandani e Dr. Prateek Kariya****, Professor e Diretor do Departamento de Pedodontia e Odontologia Preventiva, pela sua orientação inestimável, apoio inabalável e resultados académicos.*

Gostaria de agradecer aos meus colegas, ***Dra. Kritika Daryani, Dr. Gaurav Chawda, Dra. Shraddha Sura, Dra. Roshni Patel e Dra. Vaishnavi Shah****; aos* ***meus supervisores, Dra. Neha Pradhan, Dra. Rameshwari Raol, Dr. Parth Joshi, Dra. Monika Khoja, Dra. Princy Thomas, Dra. Neelam Joshi, Dr. Nikhil Patel, Dra. Dimple Mehta, Dr. Kishan Nair, Dra. Devanshi Mehta, Dra. Roshni Patel e Dra. Vaishnavi Shah****.* ***Parth Joshi, Dr.ª Monika Khoja, Dr.ª Princy Thomas, Dr.ª Neelam Joshi, Dr. Nikhil Patel, Dr.ª Dimple Mehta, Dr. Kishan Nair, Dr. Devanshi Mehta, Dr. Akash Ardhshana,*** *pela sua ajuda e conselhos desinteressados.*

O Dr. Ajith Krishnan C G*, Reitor do K.M. Shah Dental College & Hospital, merece uma menção especial nesta página, pois incentiva-me a atingir objectivos académicos ambiciosos.*

Visitar

Dr. Kinjal S. Patel

ÍNDICE

	ÍNDICE	
1	INTRODUÇÃO	5
2	ETIOLOGIA	7
3	REVISÃO DA LITERATURA	12
4	CLASSIFICAÇÃO E ÍNDICES	19
5	DEFEITOS DE ESMALTE COM DOENÇAS/SÍNDROMES	28
6.	DEFEITOS DO ESMALTE COM FACTORES LOCAIS	36
7.	CLÍNICA E HISTOLÓGICA AVALIAÇÃO	42
8.	GESTÃO	45
9.	RESUMO	63
10.	BIBLIOGRAFIA	65

ABREVIATURAS

DDE- Developmental Defects of Enamel

AI-Amelogenesis Imperfecta

EHP-Enamel Hypoplasia

MIH-Molar Incisal Hypoplasia

CPP-ACP- Casein PhosphoPeptide-Amorphous Calcium Phosphate

GIC- Glass Ionomer Cement

CD- Coeliac Disease

SEM- Scanning Electron Microscopy

PCH-Primary Canine Hypoplasia

LEH-Linear Enamel Hypoplasia

ECC- Early Childhood Caries

S-ECC-Severe Early Childhood Caries

HAS-ECC-Hypoplasia Associated Severe Early Childhood Caries

MS-Mutans Streptoccoci

DDE Index-Developmental Defects of Enamel

CFI-Community Fluorosis Index

T and F Index- Thylstrup and Fejerskov Index

HP-Hydrogen Peroxide

CP-Carbamide Peroxide

ILP-Inherent Lightness Potential

INTRODUÇÃO

O esmalte dentário é o tecido mais duro do corpo, consistindo em mais de 98% de minerais e menos de 2% de matriz orgânica e água. É formado por células especializadas de diferenciação final chamadas ameloblastos. A formação do esmalte divide-se numa fase inicial, durante a qual são segregadas proteínas matriciais como a amelogenina, a ameloblastina e a enamelina, e nas fases subsequentes de mineralização e maturação, que podem ocorrer simultaneamente em cada dente em desenvolvimento.

Os Defeitos de Desenvolvimento do Esmalte (DDE) consistem principalmente em hipoplasia e opacidades difusas e delimitadas.[2] A fluorose, a amelogénese imperfeita (AI) e até a dentinogénese imperfeita (DI) podem ser consideradas formas de defeitos de desenvolvimento do esmalte.

A prevalência conhecida de defeitos do esmalte dentário na dentição decídua varia entre 2% e 99% das crianças. São estudados em função do estatuto racial, étnico, nutricional ou socioeconómico da criança, do peso à nascença, do tipo de sistema de classificação utilizado e do método de exame.[3-8] A prevalência da hipoplasia do esmalte é mais elevada em crianças de países em desenvolvimento com um peso muito baixo à nascença e desnutrição crónica ou aguda.[9, 0] Uma história de tabagismo materno, falta de cuidados pré-natais durante o primeiro trimestre, níveis elevados de chumbo no sangue, infecções pós-natais por sarampo e entubação perinatal são alguns dos outros factores significativamente associados à HE. [-3] É interessante notar que um defeito no esmalte dos dentes de leite é mais frequentemente observado em crianças com paralisia cerebral, atraso mental ou distúrbios auditivos.[14] Muitos autores confirmaram que os distúrbios sistémicos que afectam o desenvolvimento neurológico também podem[20]afetar o desenvolvimento dentário.

Ao contrário da hipoplasia do esmalte, as opacidades do esmalte podem ser brancas, amarelas ou castanhas, têm uma superfície intacta, são geralmente bem definidas e têm uma forma redonda a oval.[15] Em comparação com a hipoplasia do esmalte, as opacidades do esmalte representam um ligeiro distúrbio na formação do esmalte. Podem ser o resultado de uma perturbação do desenvolvimento durante a amelogénese ou devido a

trauma mecânico durante a fase de maturação do esmalte. As opacidades isoladas do esmalte não conduzem geralmente a um aumento do risco de cárie, mas podem causar problemas

CPP-ACP. [23]

estéticos significativos.

A prevalência de opacidades não fluoretadas na dentição decídua varia entre 1 e 98% das crianças estudadas.[17] A prevalência de opacidades isoladas é menor em crianças asiáticas do que em crianças caucasianas ou hispânicas, e é mais frequente em crianças malnutridas.

Os principais problemas clínicos encontrados em crianças com hipoplasia do esmalte dentário são a estética prejudicada, a sensibilidade dentária e um risco acrescido de cáries e desgaste dentário. Nas crianças com perturbações do desenvolvimento do esmalte, deve ser implementado um programa de prevenção assim que o diagnóstico é feito, de modo a controlar estes problemas. As crianças com defeitos extensos do esmalte, como a amelogénese imperfeita, necessitam normalmente de uma equipa de tratamento interdisciplinar constituída por médicos de clínica geral, dentistas pediátricos especializados e ortodontistas. O plano de

tratamento é suscetível de incluir restaurações complexas, ortodontia, exodontia e próteses. [19] [18] Para reduzir o risco de cárie em dentes com hipoplasia do esmalte, pode ser recomendada a utilização de géis ou vernizes neutros contendo fluoreto de sódio, aplicados por profissionais três a seis vezes por mês. Além disso, agentes ricos em cálcio e fosfato, como o fosfato de cálcio amorfo-fosfopeptídeo de caseína (ACP-CPP), podem facilitar a remineralização de áreas hipomineralizadas e lesões de cárie precoces na superfície de dentes com defeitos de esmalte. Uma vantagem adicional do ACP-CPP é que as opacidades de desenvolvimento que afectam a estética podem ser eliminadas após a aplicação tópica de ACP-CPP.
Uma vez que o esmalte defeituoso é estruturalmente fraco, é facilmente danificado sob carga mastigatória, o que pode levar a fugas marginais à volta das restaurações, cáries recorrentes e envolvimento pulpar. Os materiais capazes de aderir tanto à dentina como ao esmalte, tais como os cimentos de[24-25]ionómero de vidro modificados por resina e as resinas compostas modificadas por poliácidos, são provavelmente bem sucedidos na restauração de dentes com defeitos de esmalte. Embora as resinas compostas sejam esteticamente agradáveis, é geralmente difícil conseguir a adesão direta das resinas compostas a dentes com esmalte mínimo ou pouco mineralizado.

Ao contrário das restaurações de resina, as coroas de aço inoxidável são altamente duráveis e adequadas para restaurar e proteger molares primários e permanentes afectados por hipoplasia do esmalte. A cobertura total dos dentes com coroas de aço inoxidável reduz a sensibilidade dentária, evita fracturas das cúspides e ajuda a preservar o espaço e a altura da coroa. É preferível utilizar uma técnica conservadora para colocar as coroas, removendo o mínimo possível de substância dentária. Para proteger os dentes com defeitos dentários e pulpares significativos e para evitar a exposição pulpar, Seow propôs um método de inserção de coroas que inclui a separação interproximal e uma superfície oclusal mínima 31
redução.

ETIOLOGIA

Os ameloblastos são as células que produzem o esmalte dentário. O seu ciclo de vida divide-se em seis fases: morfogenética, organizacional, formativa, maturação, proteção e desmólise. A amelogénese, que se refere à formação do esmalte dentário, ocorre durante as fases de formação e maturação dos ameloblastos. A matriz do esmalte é segregada durante a fase de formação, enquanto a mineralização da matriz do esmalte ocorre durante a fase de maturação. As principais manifestações da amelogénese patológica são a hipoplasia, a hipocalcificação ou a hipomineralização. A hipoplasia do esmalte ocorre quando a formação da matriz está comprometida e pode manifestar-se como pitting, estrias ou mesmo uma ausência completa de esmalte. A hipomineralização ocorre quando a maturação é interrompida e resulta em áreas opacas ou calcárias em superfícies de esmalte com contornos normais. Assim, tanto a formação da matriz quanto a calcificação podem ser interrompidas, dependendo principalmente do estágio do dente no momento da lesão.

a. Condições adquiridas que afectam o desenvolvimento do esmalte dentário

Para além das condições genéticas, muitas modificações sistémicas ambientais e adquiridas podem perturbar a formação do esmalte. Se um episódio ocorre durante a secreção da matriz do esmalte, é provável que ocorram defeitos hipoplásicos, em contraste com um episódio que ocorre durante as fases de mineralização, que normalmente resulta em defeitos de hipomineralização. No entanto, como vários dentes na boca de uma criança podem estar em diferentes fases de formação do esmalte no momento de um episódio de insulto, é possível que uma gama de efeitos, desde uma leve opacidade até uma grave hipoplasia do esmalte, possa ser observada em diferentes dentes, ou mesmo num único dente. [33]

Weerheijm cunhou o termo "molar-incisivo-hipomineralização" (MIH) para descrever um padrão mais específico de defeito de desenvolvimento do esmalte dentário: hipomineralização sistémica de 34
1 - 4 primeiros molares permanentes, frequentemente associados a incisivos afectados.

De um ponto de vista clínico, as opacidades do esmalte na HMI podem ser consideradas como um desvio da norma em termos de translucidez do esmalte. Um pequeno número de lesões tem uma porosidade subsuperficial crítica que leva ao colapso da superfície pós-eruptiva. Isto é mais frequentemente observado nos primeiros molares permanentes do que nos incisivos, principalmente porque os molares estão sujeitos a forças mastigatórias e são geralmente 35 mais hipomineralizados do que os incisivos.

O primeiro dente permanente a começar a calcificar é o primeiro molar. Este facto ocorre por volta do nascimento, enquanto os dentes mais avançados começam a calcificar entre os 4 e os 6 meses de idade, por ordem sucessiva do incisivo central ao canino. O incisivo lateral do maxilar superior é um caso especial, pois a calcificação deste dente inicia-se por volta dos 10-12 meses de idade.[36] Por volta dos 6 anos de idade, o primeiro molar permanente começa a erupcionar na cavidade oral e, aos 14 anos, todos os dentes permanentes, com exceção dos terceiros molares, já erupcionaram na maioria das crianças.[37]

A hipoplasia do esmalte (EH) é definida como uma falta de formação de esmalte. Clinicamente, isto pode ser visto como covinhas, sulcos ou uma falta geral de esmalte superficial. A hipoplasia do esmalte é clinicamente importante porque pode levar a uma maior suscetibilidade a cáries, maior desgaste, sensibilidade dentária e má estética. Este tipo de defeito do esmalte também pode fornecer informações valiosas sobre o ambiente inicial da criança e possivelmente prever distúrbios semelhantes na dentição permanente. [3839]A hipoplasia do esmalte é geralmente considerada um marcador adequado de stress sistémico durante o período de desenvolvimento da coroa dentária e tem sido utilizada em vários estudos para examinar a ocorrência de cenas de stress durante o desenvolvimento dentário em primatas, bem como noutros mamíferos com molares de coroa baixa, como os porcos. Mais recentemente, o estudo da hipoplasia do esmalte como marcador de stress foi alargado a mamíferos com molares de coroa alta, como o bisonte americano e os ovinos e caprinos domésticos. De qualquer modo, a hipoplasia do esmalte nos molares destas espécies coloca problemas que não se colocam nas espécies com molares baixos (Kierdorf et al. 2006). Um problema notável é a proximidade do cemento que cobre a superfície do esmalte dos dentes de bovinos altamente ligados. O desenvolvimento deste cemento coronal leva à degradação pré-eruptiva do epitélio reduzido do esmalte, o que promove o contacto das células foliculares dentárias com a superfície do esmalte.[42] Pensa-se que as variáveis etiológicas da HIM são basicamente as mesmas que são definitivamente conhecidas por causar hipoplasia do esmalte na dentição permanente, por exemplo, saúde precária, doenças juvenis básicas, incluindo varicela, otite média, doenças respiratórias e urinárias e ingestão de amoxicilina.[40,41,42] Para que os incisivos permanentes e os primeiros molares sejam afectados, é provável que o momento de ataque seja entre o nascimento e cerca dos 3 anos de idade.

b. Condições hereditárias para a formação de ferro fundido

As doenças adquiridas que envolvem deformidades do esmalte dentário podem ser amplamente divididas em doenças conhecidas como amelogénese imperfeita, em que as deformidades são limitadas aos dentes, e doenças sistémicas congénitas associadas a deformidades do tecido epitelial ou das vias de mineralização.

Quadro 1 Termos e definições relevantes para os defeitos de desenvolvimento do esmalte

Prazo	Definição
Opacidade	Translucidez modificada
Opacidade difusa	Turbidez espalhada por uma área relativamente grande
Opacidade definida	Turbidez limitada a uma área relativamente pequena
Hipomineralização/ hipocalcificação	redução de depósitos minerais

Hipomatúria	Redução dos depósitos minerais na Estágio de maturidade (final) da mineralização

A amelogénese imperfeita (AI) é um termo utilizado para descrever combinações clínica e hereditariamente heterogéneas de condições que afectam o esmalte dentário, mais raramente em associação com outros tecidos dentários, tanto orais como extra-orais. Embora a amelogénese imperfeita (AI) não seja uma doença dentária típica (a sua frequência varia entre 1 em 2.000 e 1 em 18.000 casos), está frequentemente associada a problemas de saúde oral. [43-45]

A AI refere-se a um grupo de doenças de origem genómica que afectam a estrutura e o aspeto clínico do esmalte de todos ou quase todos os dentes de uma forma bastante semelhante e que podem estar associadas a alterações morfológicas ou bioquímicas noutras partes do corpo.[46] A AI é uma condição da formação do esmalte dentário (representada por hipoplasia e hipomineralização) que tem padrões de herança autossómica dominante, autossómica recessiva, ligada ao sexo e esporádica, bem como casos esporádicos adicionais.

O diagnóstico inclui a exclusão de variáveis externas, naturais ou não, a base de uma hereditariedade concebível, o reconhecimento do fenótipo e a relação com os dados sobre a disposição dos dentes, de modo a excluir uma desordem de formação ordenada.[47]

A AI é uma doença hereditária com repercussões clínicas tanto nos dentes decíduos como nos permanentes. A AI foi descrita pela primeira vez em 1890, mas a distinção essencial da dentinogénese imperfeita só foi feita em 1938, quando a AI foi descrita como uma entidade distinta.[48-52] O mapeamento genético está a ajudar a clarificar o papel de muitos dos genes envolvidos na formação do esmalte, e os estudos que correlacionam os genótipos com os fenótipos da doença de Alzheimer estão a fornecer informações valiosas sobre as mutações genéticas presentes nos diferentes fenótipos. Recentemente, foi demonstrado que apenas cerca de metade de todos os fenótipos de AI são causados por mutações num dos genes AMEL, ENAM, FAM83H, WDR72, KLK4 e MMP20, que codificam a proteína amelogenina, e as mutações neste gene estão associadas a formas de AI do cromossoma X. As mutações humanas nos genes que codificam a calicreína 4 (KLK4) e a metaloproteinase 20 (MMP20), bem como a WDR72, uma proteína intracelular de função desconhecida, resultam em defeitos de hipomineralização ou hipomaturação com vários graus de hipoplasia e estão associadas a formas autossómicas recessivas de GA.

c. **Fluorose dentária**

A fluorose dentária é um estado polido dos dentes resultante da ingestão excessiva de flúor durante o período de desenvolvimento do verniz (durante os primeiros três anos de vida). O verniz fluoretado é descrito histologicamente pela porosidade subsuperficial. Clinicamente, a fluorose varia desde bandas brancas pouco visíveis até à recoloração e consolidação do esmalte.[53] A aplicação sistémica de flúor na adolescência é a estimativa etiológica decisiva para melhorar a fluorose dentária.[54-56]

A fluorose dentária é o efeito negativo mais generalizado do flúor utilizado para combater as cáries dentárias.[57] A importância da fluorose dentária para o bem-estar geral reside no facto de ser um indicador de ingestão excessiva de flúor. A fluorose dentária, outrora considerada como uma condição sem importância para o bem-estar geral, é atualmente um tópico importante nos cuidados dentários. Os juízos sobre a fluorose dentária devem basear-se num conhecimento sólido da sua história normal. Os dados lógicos sobre a fluorose dentária estão, de qualquer modo, limitados a considerações transversais e de caso-controlo. Neste sentido, não é claro se as alterações pós-eruptivas no esmalte dentário influenciam o início clínico da fluorose. A fluorose dentária é potencialmente uma questão crítica, tanto para os indivíduos em causa como para a saúde em geral.[58] A fluorose pode influenciar as impressões sobre a aparência dentária e, consequentemente, os índices de satisfação pessoal com o bem-estar oral. No entanto, nenhum estudo recente demonstrou um efeito a longo prazo da fluorose dentária na satisfação pessoal com o bem-estar oral. O esmalte não é estático e sua aparência pode ser afetada por mudanças pós-eruptivas, superestimando ou diminuindo a introdução clínica da fluorose. As forças físicas na boca durante a mastigação e a escovagem dos dentes podem resultar na remoção de superfícies permeáveis à fluorose e na exposição de um revestimento que não parece ser fluorótico. O esmalte continua a desenvolver-se após a emissão e, na adolescência, isto pode levar ao desaparecimento de pequenas porosidades que aparecem em casos de fluorose dentária excecionalmente ligeira ou não muito grave. Os desejos de progresso, nomeadamente para as formas ligeiras de fluorose, baseiam-se, de qualquer modo, em grande parte, em estudos transversais ou em avaliações de institutos de investigação.[59]

d. Condições sistémicas

Os elementos sistémicos adquiridos susceptíveis de influenciar o desenvolvimento do esmalte podem ser vantajosamente considerados como condições pré, peri e pós-natais relacionadas com o planeamento do desenvolvimento. Estas causas de defeitos do esmalte dentário podem ser divididas em perturbações metabólicas, doenças e produtos químicos e medicamentos. Variáveis mais estreitamente relacionadas podem ser agrupadas como doenças de vizinhança, lesões e radiação. Uma vez que o esmalte não se remodela, a área de imperfeição na superfície do dente pode mostrar a evolução grosseira do defeito em relação à ordem de progressão do dente. Embora os testes tenham confirmado os efeitos nocivos de alguns destes compostos na formação do esmalte, a maioria das provas foi obtida a partir de casos clínicos e estudos epidemiológicos.[65-69] Alguns raros relatos confirmam danos causados por elementos semelhantes a órgãos reais que entretanto se formam. Um exemplo é a hipoplasia do esmalte dentário, que ocorre geralmente em crianças com paralisia cerebral, nas quais os agravamentos sistémicos, como a doença, a anóxia fetal e a hiperbilirrubinemia, afectaram tanto as células cerebrais em desenvolvimento como o esmalte dentário.[46,47]

Os factores pré-natais que podem contribuir para a hipoplasia do esmalte incluem o tabagismo materno e a deficiência de vitamina D durante a gravidez e a tetania neonatal, enquanto os factores pós-natais incluem as deficiências nutricionais. Os bebés prematuros e com baixo peso à nascença têm uma maior prevalência de hipoplasia polar em comparação com os bebés com peso normal à nascença concebidos em comprimento total.[60-63] As imperfeições observadas nos prematuros têm geralmente origem em condições sistémicas desfavoráveis associadas à prematuridade, como a adolescência respiratória, as anomalias cardiovasculares, gastrointestinais e renais em comparação com a norma, a drenagem intracraniana e a anemia.[63]

Além disso, a hipocalcemia, a osteopenia e a hiperbilirrubinemia podem aumentar o risco de defeitos do esmalte dentário em bebés prematuros. A ingestão inadequada de minerais de cálcio e fósforo e a incapacidade do trato gastrointestinal para ligar minerais são também amplificadores críticos da hipoplasia do esmalte dentário em bebés prematuros.[63-66] As lesões locais causadas pela laringoscopia e intubação endotraqueal, que são regularmente necessárias em bebés prematuros para monitorizar distúrbios respiratórios, também aumentam o risco de danificar o esmalte dos incisivos superiores importantes.[67]

As crianças com doença celíaca correm também o risco de submineralização devido a um armazenamento deficiente e à falta de minerais em relação à enteropatia intestinal causada pela intolerância ao glúten.[68,69] A interrupção das vias de mineralização em consequência de uma doença renal e hepática persistente expõe também as crianças em causa ao risco de defeitos do esmalte dentário.[70-72] Em muitas doenças, os microrganismos responsáveis podem contaminar especificamente os ameloblastos ou modificar o trabalho celular de uma forma indireta através dos seus metabolitos ou de uma febre alta desencadeada no paciente. Relatos clínicos indicam que a contaminação do trato urinário, as infecções do ouvido e as doenças do trato respiratório superior estão ligadas a defeitos do esmalte dentário. A sífilis congénita, causada pela doença materna do Treponema pallidum, tem sido uma causa notável de hipoplasia do esmalte em crianças nas últimas décadas.[73] Doenças comuns como a varicela, a rubéola, o sarampo, a papeira, a gripe e o citomegalovírus também têm sido associadas a defeitos do esmalte dentário, tanto na dentição essencial como na dentição não modificada.[74]

Os produtos químicos e os medicamentos que podem danificar os ameloblastos incluem o flúor, os antibióticos e os medicamentos citotóxicos. Pensa-se que a hipomineralização polaca, que resulta da absorção de grandes quantidades de fluoreto, se deve aos efeitos diretos do fluoreto nos ameloblastos.[75] A exposição a tinta de chumbo no ambiente ou a ingestão não intencional de pica também são consideradas responsáveis pelo desenvolvimento de hipoplasia do esmalte.[76] A toma de antibióticos enquanto os dentes se estão a desenvolver pode causar descoloração dos dentes e defeitos no esmalte.[85] Embora existam algumas evidências de que as amoxicilinas podem levar a desertos de verniz, é difícil excluir o impacto das febres e contaminações que exigiram a utilização destes antibióticos.[77]

Mais tarde, voltaremos a abordar em pormenor todas as doenças sistémicas associadas aos defeitos do esmalte.

REVISÃO DA LITERATURA

PREVALÊNCIA

1. [78]TÍTULO : Prevalência de hipoplasia do esmalte e opacidades isoladas na dentição de leite.

AUTORES: Rebecca L. Slayton, John J. Warren, MS Michael J. Kanellis, MS Steven M. Levy, Mahbubul Islam

JORNAL: Academia Americana de Odontopediatria, Odontopediatria - 23:1, 2001

OBJECTIVO: As hipoplasias do esmalte são de interesse tanto para os clínicos como para os cientistas básicos, uma vez que indicam um risco acrescido de cárie e podem ajudar a compreender o desenvolvimento do esmalte. O objetivo deste trabalho é estudar a prevalência de hipoplasias do esmalte e opacidades isoladas do esmalte numa coorte de crianças saudáveis e bem nutridas do Iowa.

MÉTODOS E MATERIAIS: O estudo envolveu 698 crianças examinadas na idade de 4-5 anos. As superfícies dentárias individuais foram examinadas quanto à presença de hipoplasia do esmalte (HE) e opacidades isoladas do esmalte. A prevalência de EH e opacidades isoladas foi determinada de acordo com o tipo de dente e o sexo.

RESULTADO: Seis por cento das crianças examinadas tinham pelo menos um dente com EH; 27% tinham pelo menos um dente com opacidades isoladas do esmalte. Não houve diferença na prevalência de EH entre rapazes e raparigas, mas significativamente mais rapazes do que raparigas tinham opacidades do esmalte.

CONCLUSÃO: a prevalência de defeitos de esmalte neste grupo de estudo é comparável à observada em outros estudos de crianças com desenvolvimento típico, com a exceção de que neste estudo os tipos de dentes decíduos mais frequentemente afectados por hipoplasia de esmalte ou opacidades isoladas foram os segundos molares inferiores ou os segundos molares superiores.

2. [79]**TÍTULO** : A prevalência de defeitos de desenvolvimento do esmalte dentário num grupo de crianças indianas com idades compreendidas entre os 8 e os 15 anos com perturbações do desenvolvimento

AUTORES: CHHAVI JINDAL, SANGEETA PALASKAR, SHIKHA KLER

JOURNAL: Journal of Clinical and Diagnostic Research. 2011 junho, Vol-5(3): 669-674

OBJECTIVO: Determinar a prevalência geral da anomalia de desenvolvimento do esmalte dentário entre o número total de crianças com deficiência no distrito de Panchkula, Haryana, Índia. Comparar a prevalência desta anomalia no desenvolvimento dentário com diferentes tipos de deficiência, tais como deficiência mental, deficiência locomotora, deficiência auditiva, deficiência visual e deficiência múltipla.

MATERIAIS E MÉTODOS: Um total de 996 indivíduos (499 controlos e 496 crianças com deficiência) foram avaliados através de um índice DDE modificado para perturbações do desenvolvimento do esmalte dentário. Das 496 crianças com deficiências, 189 tinham atraso mental, 203 tinham deficiências músculo-esqueléticas, 39 tinham deficiências auditivas, 31 tinham deficiências visuais e 34 tinham deficiências múltiplas.

RESULTADOS: A prevalência percentual dos defeitos de desenvolvimento do esmalte dentário foi de 40,9% no grupo de deficientes e de 5,4% no grupo de controlo. A prevalência percentual dos vários defeitos de desenvolvimento do esmalte dentário, por ordem decrescente, entre os diferentes grupos de deficientes foi a seguinte: 73,5% no grupo dos polidáctilos, 56,4% no grupo dos deficientes auditivos, 39,4% no grupo dos deficientes motores, 37,6% no grupo dos deficientes mentais e 16,1% no grupo dos deficientes visuais.

CONCLUSÃO: De um modo geral, este estudo encontrou uma elevada prevalência de perturbações do desenvolvimento do esmalte dentário em crianças com deficiência. Isto sugere uma ligação entre várias doenças sistémicas e o desenvolvimento dos dentes.

3. [80]**TÍTULO** : Prevalência e caraterísticas da hipomineralização molar (MIH) na população infantil de Gandhinagar, Gujarat, Índia.

AUTOR : Parikh, D.R., Ganesh, M., Bhaskar, V.

JORNAL: European Archives of Paediatric Dentistry, Data: fevereiro, 2012 Fonte Volume: 13 Fonte Edição: 1

OBJECTIVO: estudar a prevalência e as caraterísticas clínicas da MIH em crianças de uma região ocidental da Índia.

MATERIAIS E MÉTODOS: Foi realizado um inquérito transversal envolvendo 1366 crianças de cinco grupos etários (8-12 anos) que frequentavam a escola primária ou a universidade na região de Gandhinagar, Gujarat, Índia. O exame dentário foi efectuado por um único examinador bem treinado e calibrado, à luz do dia. A inspeção completa dos dentes molhados foi realizada com base nos critérios da EAPD 2003 para o diagnóstico de HMI. Os resultados foram registados e analisados estatisticamente utilizando o teste do qui-quadrado, o teste t de amostras independentes e as correlações de Pearson.

RESULTADOS: A prevalência de DIC foi de 9,2% na população estudada. Homens e mulheres foram igualmente afetados. Dos 12 dentes índices incluídos no estudo, os mais frequentemente afectados foram, por ordem decrescente, 46, 36, 16, 11 [FDI] e os menos frequentemente 42, 32 e 22. Em 17,4% dos casos, apenas os molares foram afectados, nos restantes 72,6%, tanto os molares como os incisivos foram afectados; em 23% dos casos, os primeiros quatro molares permanentes foram afectados, enquanto não houve casos em que apenas os incisivos foram afectados. Dos dentes MIH, 77,3% tinham defeitos ligeiros e 22,7% tinham defeitos graves. Todos os incisivos estavam ligeiramente afectados, em comparação com apenas 67,1% dos molares, enquanto os restantes 32,9% estavam severamente afectados. Com a idade, verificou-se um aumento estatisticamente significativo do número total de dentes afectados e da sua gravidade.

CONCLUSÃO: A prevalência da HMI utilizando os critérios da EAPD de 2003 foi semelhante à de outros estudos que envolveram crianças de diferentes regiões geográficas, como a Europa, a América do Sul, etc., e a prevalência da HMI foi semelhante à de outros estudos. Utilizando os critérios normalizados da EAPD, devem ser realizados mais estudos noutras partes da Índia para avaliar melhor a prevalência, as caraterísticas e as necessidades de tratamento desta condição clinicamente difícil.

4. [81]**TÍTULO** : Prevalência de defeitos do esmalte dentário e factores de risco associados em ambas as dentições em crianças precoces e de termo

[IIII]**AUTORES:** Vanessa Resende Nogueira Cruvinel ; Danuze Batista Lamas Gravina ; Tatiana Degani Paes Leme Azevedo ; Catharina Siqueira de Rezende ; Ana Cristina Barreto [III]Bezerra ; Orlando Ayrton de Toledo[IV]

REVISTA : Journal of Applied Oral Science, J. Appl. Oral Sci. vol.20 no.3 Bauru maio/junho 2012

OBJETIVO: o objetivo deste estudo foi examinar a prevalência de defeitos de esmalte dentário e seus fatores de risco na dentição de leite e permanente de bebês prematuros e recém-nascidos no Hospital Regional da Asa Sul, Brasília, DF, Brasil.

MATERIAIS E MÉTODOS: Foram examinadas 80 crianças com idades compreendidas entre os 5 e os 10 anos, de ambos os sexos, incluindo 40 bebés prematuros (G1) e 40 nascidos de termo (G2). As variáveis demográficas, a história clínica e os comportamentos de saúde oral foram recolhidos através de um questionário, e os dados do exame clínico foram registados. Os dentes foram examinados e a presença de defeitos de esmalte foi diagnosticada utilizando o índice DDE e registada em odontogramas. Os defeitos foram então classificados em quatro grupos de acordo com um dos critérios propostos em 1992 pela Comissão de Saúde Oral, Investigação e Epidemiologia da FDI. Os testes de Kruskal-Wallis, Qui-quadrado, Kappa e Mann-Whitney e a regressão logística foram utilizados para a análise estatística.

RESULTADOS: 75% da amostra total apresentava defeitos de esmalte. Houve uma alta prevalência de hipoplasia de esmalte no G1 ($p<0,001$). Houve uma relação significativa entre o baixo peso e a presença de defeitos de esmalte no G1 na dentição lactacional. O modelo de regressão logística mostrou que outros fatores de risco como renda familiar mensal per capita, nível de escolaridade, hábitos alimentares e de higiene, exposição ao flúor, traumas e doenças não foram associados aos defeitos de esmalte e à cárie.

CONCLUSÃO: o parto prematuro pode ser um fator predisponente para a presença de hipoplasia de esmalte na dentição de lactantes.

5. [82]**TÍTULO** : Hipomineralização dos incisivos molares: prevalência, gravidade e caraterísticas clínicas em crianças dos 8 aos 13 anos em Udaipur, Índia

AUTOR: Shubha Arehalli Bhaskar, Sapna Hegde

JOURNAL : Jornal da Sociedade Indiana de Pedodontia e Odontologia Preventiva, 2014:32(4)322-329

OBJECTIVO: avaliar a prevalência, as caraterísticas clínicas, a distribuição, a gravidade e a associação com a cárie dentária das deficiências de MIH em crianças com idades entre os 8 e os 13 anos em Udaipur, Rajasthan.

MATERIAIS E MÉTODOS: Este estudo descritivo transversal incluiu 1173 crianças selecionadas aleatoriamente com idades entre os 8 e os 13 anos. Os critérios da Academia Europeia de Dentisteria Pediátrica foram utilizados para estabelecer o diagnóstico de HIM. A presença de cáries e a necessidade de tratamento dos dentes afectados por HMI foram registadas de acordo com os critérios da OMS.

RESULTADOS: A prevalência de HMI foi de 9,46% nas crianças examinadas. A severidade dos defeitos aumentou com a idade das crianças. O envolvimento dos incisivos aumentou quando mais primeiros molares permanentes (FPM) foram envolvidos. Em média, foram afectados 3,65 dentes por pessoa com MIH. Foram diagnosticados com HMI significativamente mais molares no maxilar inferior e incisivos no maxilar superior. A associação de cáries dentárias foi significativamente maior nos MPFs afectados pela HMI. Os molares primários e os caninos e pré-molares permanentes também apresentaram lesões semelhantes à HMI em algumas das crianças afectadas pela HMI.

CONCLUSÃO: a HMI foi observada em aproximadamente 10% das crianças examinadas. Os MPFs afetados pela HIM parecem ser mais vulneráveis a cáries precoces e danos pulpares subsequentes, necessitando de tratamento odontológico abrangente.

6. [83]**TÍTULO** : Prevalência e factores associados aos defeitos de desenvolvimento do esmalte na dentição decídua e permanente

AUTORES: Sakeenabi Basha1, Roshan Noor Mohamed, Hiremath Shivalinga Swamy

JORNAL: OHDM - Vol. 13 - N° 3 - setembro, 2014

OBJECTIVO: O objetivo deste estudo foi examinar a prevalência de DDE e os factores etiológicos associados.

MATERIAIS E MÉTODOS: Um total de 1.550 crianças foram examinadas usando um espelho bucal e uma sonda CPI. A DDE foi diagnosticada com base no índice DDE modificado. As relações entre a DDE e o índice de massa corporal (IMC), o estatuto socioeconómico (SES), as doenças infantis e o peso à nascença foram estudadas utilizando a regressão logística multivariável. As diferentes proporções foram testadas utilizando o teste H de Kruskal-Wallis, seguido do teste U de Mann-Whitney para comparação entre grupos e testes de qui-quadrado.

RESULTADOS: A prevalência de DDE foi de 42,19%. O modelo de regressão logística mostrou que houve uma associação significativa entre DDE e idade ($p<0,05$), sexo ($p<0,05$), baixo NSE ($p<0,05$) e obesidade ($p<0,001$). As opacidades delineadas foram a forma mais comum de DDE, tanto na dentição decídua quanto na permanente. A prevalência foi maior na dentição permanente do que na dentição decídua, sendo o incisivo central permanente no maxilar superior e os segundos molares no maxilar superior os dentes mais frequentemente afectados.

CONCLUSÃO: a prevalência de DDE foi maior nos dentes permanentes do que nos decíduos. O presente estudo mostrou uma associação significativa entre DDE e sexo, baixo NSE e IMC.

7. [84]**TÍTULO** : A fluorose dentária e o seu impacto na vida das crianças

AUTORES: Suzely Adas Saliba MOIMAZ Orlando SALIBA Livia Bino MARQUES Clea Adas Saliba GARBIN Nemre Adas SALIBA

JOURNAL: Braz Oral Res 2015;29(1):1-7

RESUMO: Este estudo examinou a prevalência de fluorose dentária em crianças de 12 anos de idade e sua relação com diferentes níveis de flúor na água de abastecimento público, e avaliou a perceção da fluorose dentária pelas crianças estudadas. Foram realizados exames clínicos para avaliar a prevalência de fluorose e um instrumento estruturado foi utilizado para avaliar a auto-perceção da fluorose. O critério de estudo foi a fonte de abastecimento de água na área onde as crianças viviam desde o nascimento. Um total de 496 crianças foi incluído no estudo.

A fluorose foi diagnosticada em 292 (58,9%) crianças, das quais 220 (44,4%) tinham fluorose muito ligeira, 59 (11,9%) fluorose ligeira, 12 (2,4%) fluorose moderada e 1 (0,2%) fluorose grave. Foi observada uma associação significativa ($p = 0,0004$) entre a presença de fluorose e áreas onde a água de abastecimento tinha níveis excessivos de flúor. Das 292 crianças com fluorose, 40% apresentavam manchas nos dentes. A prevalência de fluorose foi um pouco maior, e os níveis mais leves foram os mais freqüentemente observados. Embora a maioria das crianças tivesse graus variados de fluorose, a maioria não notou as manchas, sugerindo que esta alteração não afectou a sua qualidade de vida.

INDICAÇÕES

1. [85]**TÍTULO** : VISÃO GERAL DA TERMINOLOGIA, CLASSIFICAÇÕES E ÍNDICES DOS DISTÚRBIOS DO DESENVOLVIMENTO DO ESMALTE DENTÁRIO.

AUTORES: J. CLARKSON

JOURNAL: Adv Dent Res 1989;3(2):104-109

RESUMO: Muitos termos e definições são utilizados para descrever diferentes defeitos de desenvolvimento do esmalte dentário. Alguns são simplesmente termos clínicos descritivos, outros estão relacionados com o agente causador ou a histopatologia do defeito. Existe alguma confusão quanto ao tipo de índice mais adequado para medir os defeitos do esmalte dentário (fluorose dentária) devidos à absorção de flúor. Isto deve-se principalmente ao facto de alguns investigadores terem dificuldade em distinguir entre defeitos de origem fluoretada e defeitos de origem não fluoretada. Este problema levou ao desenvolvimento de índices de fluorose específicos e de índices puramente descritivos. Os principais índices de fluorose são os de Dean, Thylstrup e Fejerskov, bem como o índice TSIF. O índice de Dean não fornece informações suficientes sobre a distribuição da fluorose na dentição e não é sensível a valores elevados de fluorose. Os índices de Thylstrup e Fejerskov referem-se à histologia da fluorose; no entanto, as pequenas alterações iniciais observadas nas superfícies secas do esmalte têm pouco significado estético. TSIF

O índice DDE supera algumas das limitações do índice Dean. O índice DDE substituiu o índice Al-Alousi como principal índice descritivo. O índice DDE é moroso e a análise dos dados é complicada. Foram agora propostas modificações para simplificar a sua utilização e tornar os dados mais relevantes. A validade dos índices de fluorose e a aceitação geral do índice DDE requerem um estudo mais aprofundado.

DEFEITOS DO ESMALTE DENTÁRIO EM RELAÇÃO A VÁRIAS DOENÇAS

1. [86]**TÍTULO** : Defeitos do esmalte dentário em bebés prematuros com baixo peso à nascença

AUTORES: Janice F.L. Pimlo, Thomas P. Howley, Gordon Nikiforuk, Pamela M. Fitzhardinge.

JORNAL: CENTRALE DE L'ENFANCE: Setembro1985/Vol. 7N°3

RESUMO:

O objetivo deste estudo foi examinar a influência do nascimento e dos parâmetros metabólicos no desenvolvimento dos dentes decíduos em recém-nascidos de baixo peso. Foi examinado o papel da hipocalcémia como determinante específico da hipoplasia do esmalte. Um total de

106 crianças com baixo peso à nascença, com idades compreendidas entre os 18 meses e os 8 anos, foram examinadas para determinar a frequência de defeitos do esmalte dentário.

A hipoplasia do esmalte foi observada em 38% da amostra nos incisivos primários superiores; a hipocalcificação do esmalte nos incisivos permanentes superiores afectou 58% da amostra. A relação entre a hipoplasia do esmalte e o cálcio plasmático não foi estatisticamente significativa; são discutidos vários factores atenuantes. No entanto, os recém-nascidos com baixo teor de cálcio tinham um peso à nascença significativamente mais baixo, um tempo de parto mais curto, uma idade gestacional mais baixa, pontuações de Apgar no 1º minuto mais baixas, uma temperatura de entrada mais baixa e um tempo mais longo para a recuperação do peso à nascença do que os que não tinham baixo teor de cálcio.

Assumiu-se que a alta prevalência de hipocalcificação do esmalte nos dentes permanentes se devia ao stress metabólico experimentado nos primeiros meses após o nascimento. Este estudo não mostrou qualquer relação entre a hipocalcificação do esmalte e os parâmetros de nascimento.

2. [87]**TÍTULO** : Hipoplasia do esmalte e cárie dentária em crianças aborígenes australianas: Prevalência e correlação entre as duas doenças.

AUTORES: L. Pascoe, W. Kim Seow

JOURNAL : Odontopediatria maio/junho de 1994 - Volume 16, Número 3

RESUMO:

Este estudo examinou a prevalência da hipoplasia do esmalte e da cárie dentária e a relação entre as duas doenças em todas as crianças aborígenes australianas com idades compreendidas entre os 4 e os 6 anos da tribo Tiwi na Ilha de Bathurst. Setenta e nove das 80 crianças (99%) tinham hipoplasia do esmalte, com uma média de 12,0~_4,1 dentes hipoplásicos por criança. A cárie foi observada em 66 (83%) das crianças, e o número médio de dentes cariados por criança foi de 3,9-3,3. Uma forte correlação entre a hipoplasia do esmalte e a cárie (P<0,01) indica que a hipoplasia do esmalte pode ser um fator de risco significativo para a cárie neste grupo. Além disso, embora tenha sido observado um elevado nível de morbilidade médica, não foi possível determinar a importância relativa das diferentes condições na patogénese da hipoplasia do esmalte dentário, uma vez que quase todos os pacientes com hipoplasia do esmalte dentário tinham uma gama completa de problemas médicos. É provável que todas as condições médicas frequentemente encontradas contribuam para a hipoplasia do esmalte e, possivelmente, actuem de forma sinérgica.

3. [88]**TÍTULO** : Hipoplasia do esmalte em crianças com doença celíaca: um potencial marcador clínico para o diagnóstico precoce

AUTORES: M. BOSSU, A. BARTOLI, G. ORSINI, E. LUPPINO, A. POLIMENI

REVISÃO: EUROPEAN JOURNAL OF PAEDIATRIC DENTISTRY 1/2007

OBJECTIVO: Estudar os aspectos estruturais da hipoplasia do esmalte (HE) na doença celíaca (DC) através de microscopia eletrónica de varrimento, com o objetivo de testar a nossa hipótese de uma possível diferença significativa entre as caraterísticas estruturais da HE em doentes com DC e HE em doentes sem doença celíaca. Se a presença de caraterísticas específicas do esmalte relacionadas com a doença celíaca puder ser demonstrada, estes resultados forneceriam ao dentista marcadores clínicos precoces e não invasivos para o diagnóstico da doença celíaca nos casos em que se suspeita da doença.

MÉTODO: Foram analisadas em MEV duas amostras de fragmentos de esmalte dentário hipoplásico, tanto de dentes decíduos como de dentes permanentes, retiradas de 10 crianças com DC (18 dentes permanentes, 6 dentes decíduos; grupo de estudo) e 10 crianças sem DC (16 dentes permanentes, 4 dentes decíduos; grupo de controlo), tratadas por cáries, extracções dentárias por lesões cariosas extensas ou esfoliação de dentes decíduos. Resultados Foram observadas diferenças estruturais significativas entre o HE de pacientes sem DC e a mesma lesão dentária no grupo com DC. No grupo de estudo, os defeitos de HE foram encontrados principalmente nos incisivos centrais e laterais, superiores e inferiores, em ambos os dentes decíduos e permanentes, bem como nos primeiros molares permanentes, e eram sempre simétricos. As HE dos dentes permanentes dos pacientes com DC eram caracterizadas por prismas irregularmente distribuídos, com margens irregulares e menos substância interpretativa do que as HE não celíacas. Os dentes decíduos do grupo de estudo apresentavam prismas de esmalte mais curtos, com uma direção de convergência não paralela e menos substância interprismática do que no grupo de controlo.

CONCLUSÃO: Esta análise morfológica dos defeitos hipoplásmicos do esmalte num grupo de crianças com doença celíaca, a primeira análise publicada na literatura, mostra que o esmalte dos dentes decíduos e permanentes é altamente hipomineralizado na DC, com prismas mais curtos, distribuições mais irregulares e menos substância interpretativa do que no esmalte dos dentes não celíacos. São necessários mais dados para validar o significado das nossas observações e para avaliar se esta análise microscópica simples e não invasiva pode ser considerada eficaz para a identificação precoce de casos silenciosos de DC que, de outra forma, não seriam diagnosticados na infância.

CLASSIFICAÇÃO E ÍNDICES

Nos últimos 50 anos, foram feitas muitas tentativas para encontrar um método racional de classificar e medir a extensão dos defeitos do esmalte dentário, incluindo a fluorose, em grupos populacionais. Para medir os defeitos do esmalte em geral, parece aceitável utilizar uma classificação baseada em critérios descritivos simples. No entanto, existe alguma confusão quanto ao tipo de classificação ou índice mais adequado quando se trata de determinar as alterações induzidas pelo flúor no esmalte dentário. A principal diferença de opinião entre os especialistas diz respeito à capacidade dos examinadores clínicos para distinguir entre defeitos causados pela absorção excessiva de flúor durante a formação do esmalte e aqueles causados por outros factores.

Foram desenvolvidos factores de distinção para ajudar o examinador a distinguir entre defeitos que contêm ou não fluoreto (Zimmerman, 1954; Russell, 1961; Iizuka e Yasaki, 1976; IvMler, 1982). Estes baseiam-se no tipo de defeitos presentes, na sua aparência e na sua distribuição na dentição. Alguns pesquisadores (Thylstrup e Fejerskov, 1978; Horowitz, 1986) acreditam que tais distinções são possíveis na grande maioria dos casos e que uma classificação específica de fluorose é, portanto, justificada. Outros investigadores acreditam que é extremamente difícil diagnosticar defeitos em indivíduos, particularmente em áreas com baixo teor de flúor (Goward, 1976; Murray e Shaw, 1979; FDI, 1982; Cutress, 1985), e que qualquer classificação, quer se destine a medir defeitos relacionados com o flúor ou não, deve basear-se exclusivamente em critérios descritivos. Estes pontos de vista contraditórios levaram, em parte, ao desenvolvimento de duas abordagens diferentes para medir a extensão dos defeitos do esmalte dentário em populações expostas ao flúor. A primeira abordagem consiste em distinguir, com base em diferentes critérios, entre defeitos com e sem flúor, e depois medir apenas os defeitos com flúor utilizando um índice de fluorose específico. A segunda abordagem é usar um índice puramente descritivo para listar todos os defeitos encontrados, sem atribuir uma etiologia a eles. Se o uso desses índices descritivos revelar diferenças entre os grupos fluoretados e não fluoretados, a causa pode ser atribuída ao flúor, mantendo-se todas as outras coisas iguais.

Quadro 2 Índices de defeitos do esmalte

ÍNDICES DE DEFEITOS DE FUSÃO

1. **Índices específicos de fluorose**

   A. **Índice de Dean (Dean, 1942).**

   B. **Índice de Thylstrup e Fejerskov (Thylstrup e Fejerskov, 1978)**

   C. **Índice de fluorose da superfície dentária (TSIF) (Horowitz, 1984)**

2. **Índices descritivos**

A. **O índice de Al-Alousi *et al.* (Al-Alousi, 1975)**

B. **Índice de defeitos de desenvolvimento do esmalte dentário (FDI, 1982)**

1º índice do reitor

Em 1934, Dean desenvolveu a sua classificação inicial como parte dos seus esforços para demonstrar a ligação entre o teor de flúor da água potável e a ocorrência de esmalte mosqueado nos Estados Unidos (Dean, 1934). A classificação original de Dean foi posteriormente modificada e o número de tipos reduzido de 7 para 6, eliminando a categoria "moderadamente severa" e combinando-a com a forma severa (Dean, 1942). Ao examinar os indivíduos, Dean (1934) começou por observar a boca em geral para determinar se a mancha estava presente; se estivesse, a classificação de cada pessoa baseava-se nos dois dentes mais afectados; se os dois dentes não estivessem igualmente afectados, o dente menos afetado determinava a classificação. Dean e colegas também atribuíram um peso estatístico (de 0 a 4) a cada categoria da classificação. Foi assim desenvolvido um Índice de Fluorose Comunitária (CFI) para comparar um grupo com outro com base na gravidade média da fluorose.

Para registar o índice de Dean, o indivíduo deve ser examinado numa posição vertical, com o examinador de frente para o indivíduo e de costas para a luz (janela).

Deve ser utilizada luz natural para examinar os dentes. É importante observar o padrão de distribuição de quaisquer defeitos e decidir se são ou não típicos de fluorose, ou seja, os defeitos em pontuações duvidosas a ligeiras (as mais prováveis de ocorrer) podem consistir em linhas ou manchas brancas finas, normalmente perto dos bordos incisais ou das pontas das cúspides. Têm um aspeto branco como papel ou mate e tendem a misturar-se com o esmalte circundante. São de carácter geral e existe normalmente uma clara tendência para uma distribuição bilateral. Os pré-molares e os segundos molares são os mais frequentemente afectados, seguidos dos incisivos superiores. Os incisivos mandibulares são os menos afectados.

Se tiver fluorose, escolha os dois dentes mais afectados. O índice de Dean é determinado com base no estado destes dois dentes. Se os dois dentes não forem afectados da mesma forma, é avaliado o dente menos afetado. Comece a avaliação no topo do índice, ou seja, com "severo", e elimine cada pontuação até atingir a condição existente. Em caso de dúvida, utilize a pontuação mais baixa.

Tabela 3 Critérios do sistema de classificação de Dean para fluorose dentária (1942)

Classificação

Grau de gravidade	Código	Critérios
Normal	0	O esmalte tem a estrutura translúcida e semi-nitriforme habitual. A sua superfície é lisa, brilhante e geralmente de cor branco-creme pálido.
Duvidoso	1	O esmalte apresenta ligeiras variações em relação à translucidez do esmalte normal, que vão desde algumas manchas brancas a manchas brancas ocasionais. Esta classificação é utilizada em casos em que não se justifica um diagnóstico claro e em que a classificação como "normal" não se justifica.
Muito macio (10-25% da superfície)	2	Pequenas áreas opacas, brancas como papel, espalhadas irregularmente pelo dente, mas que não representam mais do que cerca de 25% da superfície do dente. Esta classificação inclui frequentemente dentes com não mais de 1 a 2 mm de opacidade branca no topo das cúspides, pré-molares ou segundos molares.
Doce **(25-50% da superfície)**	3	As áreas brancas e opacas do esmalte estão mais disseminadas, mas podem afetar até 50% do dente.
Moderado (100% da superfície)	4	Todas as superfícies do esmalte dentário são afectadas e as superfícies sujeitas a desgaste apresentam sinais de desgaste. A descoloração castanha é frequentemente uma caraterística desfigurante.
Pesado **(100% da superfície)**	5	Todas as superfícies de esmalte são afectadas e a hipoplasia é tão grave que a forma geral do dente pode ser afetada. A caraterística diagnóstica mais importante desta classificação é a formação de pitting discreto ou confluente. A descoloração castanha é muito comum e os dentes apresentam frequentemente uma

Índice Comunitário de Fluorose - O Índice Comunitário de Fluorose (CFI) é um método de medição da exposição à fluorose dentária numa população. Em vez de medir apenas a prevalência geral da fluorose (ou seja, a percentagem de pessoas com fluorose), tem em conta a gravidade da fluorose que ocorre. O CFI é, portanto, uma medida tanto da prevalência quanto da gravidade.

O CFI é calculado com base na seguinte escala de pontos para as diferentes categorias de fluorose dentária **(utilizando o índice de Dean)**

- Fluorose duvidosa = 0,5 ponto
- Fluorose muito ligeira = 1 ponto
- Fluorose ligeira = 2 pontos
- Fluorose moderada = 3 pontos
- Fluorose grave = 4 pontos

REDUÇÕES no índice de fluorose de DeanS

O índice de Dean é o índice mais comummente utilizado para a fluorose. No entanto, tem sido criticado por vários investigadores.

As principais críticas à classificação de Dean podem ser resumidas da seguinte forma:

a) Como o índice se baseia nos dois dentes mais afectados, não é possível medir a extensão dos defeitos nos outros dentes.

b) Não dá qualquer indicação sobre a posição dos dentes ou as superfícies dentárias envolvidas.

c) A utilização do termo "duvidoso" é demasiado vaga.

d) O índice parece descrever com exatidão formas ligeiras de fluorose, mas não é suficientemente sensível para distinguir entre graus de fluorose em casos de níveis elevados de fluoreto.

Domínios.

e) A base estatística para a utilização da média aritmética para calcular o IGS é questionável, uma vez que a classificação se baseia numa escala ordinal e não numa escala intervalar.

f) O Índice Comunitário de Fluorose pode não refletir com precisão a gravidade da fluorose numa comunidade devido à forma como é calculado.

As duas primeiras críticas podem ser eliminadas se a cada dente ou superfície dentária for atribuída uma das pontuações de Dean. Apesar das críticas, o índice de Dean tem servido muito bem ao seu objetivo e continua a ser amplamente utilizado. Para ultrapassar alguns dos problemas mencionados com o índice de Dean, vários investigadores propuseram modificações (Mailer, 1965). A maioria destas alterações ao Índice de Dean são relativamente pequenas. Têm pouca ou nenhuma influência sobre as críticas feitas. Além disso, ao contrário do índice de Dean, não foram utilizadas em grande escala e, por conseguinte, são de pouca utilidade para comparações com outros estudos.

2. Índice de Thylstrup e Fejerskov

Thylstrup e Fejerskov (1978) consideraram que o estado atual dos conhecimentos sobre a patogénese da fluorose dentária justificava uma nova abordagem ao método de medição e classificação da fluorose. Propuseram um novo sistema de classificação da fluorose dentária, baseado na histologia, que permite relacionar as várias alterações histológicas com as caraterísticas clínicas macroscópicas. As alterações do esmalte observadas nas diversas superfícies dentárias foram divididas em 10 classes, com escores variando de 0 (normal) a 9. Os autores assumiram que cada pontuação individual representava uma medida numa escala ordinal. Esta classificação é, portanto, uma descrição detalhada das alterações macroscópicas do esmalte dentário que, segundo os autores, estão diretamente relacionadas com as alterações histológicas que ocorrem com o aumento da absorção de flúor. Usando o índice em áreas com alto teor de flúor (6,0 a 21,0 ppm F), eles descobriram que ele era mais sensível do que a classificação de Dean na descrição das várias alterações "severas" (Thylstrup e Fejerskov, 1978). Uma caraterística importante do índice é o facto de os dentes serem examinados após terem sido secos ao ar durante dois minutos, criando uma situação não natural. Os graus 1 e 2 descrevem níveis muito ligeiros de fluorose; os graus 3 a 9 descrevem alterações mais avançadas em pormenor. No entanto, as alterações descritas nos graus 1 e 2 deste índice são muito ligeiras, e o efeito da secagem dos dentes significa que estas áreas difusas são mais visíveis. O significado estético de tais alterações é, portanto, discutível.

3. Índice de perturbação do desenvolvimento do esmalte dentário (índice DDE)

O grupo FDI considerou que o seu relatório e o índice proposto envolviam três desenvolvimentos distintos na epidemiologia dos defeitos do esmalte dentário: a promoção de uma terminologia padrão, uma classificação simples e um sistema de registo. O índice é geralmente referido como o "Índice de Defeitos de Desenvolvimento do Esmalte" (Índice DDE) (FDI, 1982).

O índice baseia-se no tipo e no número/delineação dos defeitos que afectam o esmalte nas superfícies vestibular e lingual de todos os dentes. O sistema de registo utilizado também fornece informações sobre a localização, a necessidade de tratamento, a história dentária e médica e a etiologia dos defeitos. No entanto, a inclusão da etiologia num índice descritivo é algo contraditória.

A descrição das "opacidades branco-amareladas", cuja delimitação é "única" e "múltipla", corresponde em grande parte à descrição das opacidades localizadas do esmalte efectuada por Russell (1961) e Moller (1982). A descrição de outros tipos de "opacidades branco-amareladas", cuja delimitação é descrita como "linhas brancas difusas finas" e "manchas difusas", corresponde em grande parte às alterações iniciais associadas a defeitos de origem fluoretada (Thylstrup e Fejerskov, 1978; Horowitz, 1984). Vários estudos mostraram que estas opacidades difusas são o fator de distinção entre áreas fluoretadas e não fluoretadas (Suckling e Pearce, 1984; Cutress, 1985; Clarkson e O'Mullane, 1986; Clarkson, 1988). No entanto, seria incorreto associar estas opacidades exclusivamente ao flúor, uma vez que os mesmos estudos mostraram valores significativos destas opacidades em áreas não fluoretadas e, mais importante ainda, isto contradiria o princípio descritivo geral do índice. Nos últimos anos, o índice DDE tem sido utilizado numa série de estudos sobre defeitos do esmalte (Suckling e Pearce, 1984; King e Brook, 1984; Cutress, 1985; de Liefde e Herbison, 1985; Suckling, 1985; King e Wei, 1986; Dummer, 1986; Clarkson e O'Mullane, 1986; Clarkson, 1987). Os resultados destes estudos mostraram que o índice DDE fornece informações sobre uma vasta gama de defeitos do esmalte, a sua distribuição e localização.

Limitações do DDE INDEX

Devido ao sistema de codificação múltipla e ao exame de cada superfície dentária, o índice DDE é demorado e complicado de utilizar e analisar. Poder-se-ia perguntar se diferentes examinadores são capazes de entender o índice e, portanto, reproduzir os dados. No entanto, os critérios do índice são pormenorizados e claros, o que é muito útil a este respeito. A secção Tipo de defeito do índice refere-se principalmente a opacidades e hipoplasias brancas e amarelas.

Na sequência de consultas entre o autor e outros utilizadores do índice, como os Drs. Suckling, Cutress e de Liefde, considerou-se que deveriam ser feitas algumas alterações ao índice. Foi proposto um sistema de pontos uniforme e considerou-se que uma apresentação mais relevante dos dados seria classificar os defeitos em três grandes categorias - opacidades delineadas, opacidades difusas e hipoplasias -, permitindo simultaneamente a inclusão de outros defeitos. Foi também considerada desejável uma secção para avaliar a extensão da área coberta por um defeito. Estas modificações ao índice DDE original foram testadas num estudo realizado na Irlanda e no Reino Unido (Clarkson, 1987; Clarkson *et al.,* 1988), após o que foram apresentadas propostas para um índice DDE modificado (Clarkson, 1987; Clarkson e O'Mullane, 1989). As principais diferenças entre o índice DDE modificado e o índice DDE original são: (i) é dada apenas uma pontuação (em vez de duas) para cada defeito registado; (ii) a delimitação de uma opacidade (delimitada ou difusa), em vez da sua cor, é o fator mais importante registado; (iii) a secção sobre opacidades difusas foi expandida para permitir o registo de tipos mais extensos destas opacidades, *nomeadamente* confluentes (pontuação 5) e confluentes combinadas com descoloração e perda de esmalte (pontuação 6); (iv) as pontuações para hipoplasia foram reduzidas.

de quatro para dois, removendo a pontuação para estrias; v) a pontuação para descoloração foi removida; e vi) a gravidade dos defeitos é incluída através do registo da extensão dos defeitos. A extensão de um defeito resulta do agrupamento visual de todas as áreas afectadas por um defeito e da relação entre a área total afetada e a área total visível do dente.

Quadro 4: Defeitos de desenvolvimento modificados no esmalte dentário

Categorias	**Código**	**Categorias**	**Código**
Normal	0		
Opacidades definidas		confluentes/corados + formação de manchas + perda de	
branco/creme	1	Hipoplasia do esmalte	6
amarelo/castanho	2	Fossas	7
			8
		Falta de esmalte dentário	9
		Todos os outros defeitos	
Opacidade difusa		Extensão da deficiência	
Linhas difusas	3	Normal	0
Superfície de difusão	4	<1/3	1
Difusão Confluente	5	pelo menos 1/3 < 2/3	2
		pelo menos 2/3	3

Um índice de hipoplasia simplificado.[89]

Foi desenvolvido um índice simplificado de hipoplasia para dentes decíduos. O índice utiliza um sistema de dois dígitos para identificar o tipo e a gravidade da lesão hipoplásica. Os tipos de lesão considerados são a hipoplasia primária do canino (PCH) e a hipoplasia linear do esmalte (LEH). A gravidade varia de mínima a grave e tem em conta a presença de cáries, restaurações dentárias e cáries recorrentes.

Tabela 5 Um índice de hipoplasia simplificado

Critérios de atribuição de pontos	Pontuações
Normal	0
Opacidade definida	1
Cobertura difusa	2
Hipoplasia	3
Outros defeitos	4
Delimitado e difuso	5
Delimitado e hipoplásico	6
Difusa e hipoplásica	7
Os três defeitos	8

Classificações-

A amelogénese ocorre em duas fases. Na primeira fase, forma-se a matriz do esmalte e, na segunda fase, a matriz calcifica-se. Os defeitos e irregularidades nesta fase conduzem à hipoplasia. [90]

A hipoplasia pode, portanto, ser ligeira e conduzir a corrosão por picadas na superfície do esmalte. Se a atividade ameloblástica tiver sido interrompida durante um longo período de tempo, observam-se irregularidades grosseiras e uma formação imperfeita do esmalte. A hipoplasia do esmalte é frequentemente vista como um componente de muitas síndromes diferentes. Por isso, pode ser discutida em pormenor em capítulos posteriores.

Silberman (2010) classificou a hipoplasia nos seguintes tipos

Hipoplasia de tipo I: descoloração do esmalte devido a hipoplasia

Hipoplasia tipo II: coalescência anormal devido a hipoplasiaHipoplasia tipo III: ausência de certas partes do esmalte devido a hipoplasia

Hipoplasia de tipo IV: uma combinação dos três tipos anteriores de hipoplasia.

Tabela NO. 6 Sistemas de classificação para a amelogénese imperfeita.[92]

Weinmann, 1945	***Two types based solely on phenotype: hypoplastic and hypocalcified***
Darling, 1956	*Five phenotypes based on clinical, microradiographic and histopathological findings.*
	Hypoplastic
Weinmann, 1945	*Two types based solely on phenotype: hypoplastic and hypocalcified*
	Group 1 – generalised pitting
	Group 2 – vertical grooves (now known to be X-linked AI)
	Group 3 – Generalised hypoplasia
	Hypocalcified
	Type 4A – chalky, yellow, brown enamel
	Type 4B – marked enamel discolouration and softness with post-eruptive loss of enamel
	Type 5 – generalised or localised discolouration and chipping of enamel
	Added mode of inheritance as further means of delineating cases.
Schulze, 1970	*Classification based on phenotype and mode of inheritance.*
Weinmann, 1945	*Two types based solely on phenotype: hypoplastic and hypocalcified*
Witkop and Rao, 1971	*Classification based on phenotype and mode of inheritance. Three broad categories: hypoplastic, hypocalcificied, hypomaturation.*
	a. Hypoplastic
	Autosomal dominant hypoplastic-hypomaturation with taurodontism (subdivded into a and b according to author)
	Autosomal dominant smooth hypoplastic with eruption defect and resorption of teeth
	Autosomal dominant rough hypoplastic

	Hipoplasia de perfuração autossómica dominante
	Hipoplasia local autossómica dominante
	Hipoplasia macroscópica dominante ligada ao X
	b. Hipocalcificado

	Hipocalcemia autossómica dominante
	c. Hipomatúria
	Hipomatúria recessiva ligada ao X
	Hipomatúria pigmentada autossómica recessiva
	Dentes cobertos de neve autossómicos dominantes
	Manchas brancas hipomórficas?
Weinmann, 1945	*Dois tipos baseados apenas no fenótipo: hipoplásico e hipocalcémico*
inverno e Brook, 1975	*A classificação baseia-se principalmente no fenótipo. Existem quatro categorias principais: hipoplasia, hipocalcificação, hipomatúria, hipomaturação-hipoplasia com taurodontismo, sendo o modo de hereditariedade um meio secundário de subclassificação.*
	a. Hipoplasia
	Tipo I. Hipoplasia fina e lisa autossómica dominante com distúrbio de erupção e reabsorção dentária.
	Tipo II . Hipoplasia fina e grosseira autossómica dominante
	Tipo III: Hipoplasia autossómica dominante com orifícios aleatórios
	Tipo IV. Hipoplasia localizada autossómica dominante
	Tipo V. Hipoplasia rugosa dominante ligada ao X
	b. Hipocalcificação
	Hipocalcemia autossómica dominante
	c. Hipomatúria
	Tipo I. Hipomatúria recessiva ligada ao X
	Tipo II . Hipomatúria pigmentada autossómica recessiva
	Tipo III. Dentes cobertos de neve
	d. Hipoplasia hipomaturica com taurodontia
	Tipo I. Hipomatúria lisa autossómica dominante com covinhas hipoplásicas ocasionais e taurodontismo.

DEFEITOS DE ESMALTE COM DOENÇAS/SÍNDROMES

A hipoplasia pós-natal dos dentes decíduos é provavelmente tão comum quanto a hipoplasia dos dentes permanentes, embora a primeira geralmente não se manifeste de forma tão grave. A hipoplasia primária do esmalte que se forma antes do nascimento é rara, mas na sua forma mais ligeira, uma perturbação pré-natal manifesta-se como um anel neonatal acentuado no dente decíduo. Na forma grave da doença neonatal, a formação do esmalte é por vezes interrompida à nascença ou durante o período neonatal. A amelogénese pós-natal limita-se à parte da coroa dentária situada cervicalmente em relação à área de esmalte presente à nascença. Em 1991, Soew e colaboradores observaram que a hipoplasia do esmalte dos dentes decíduos era comum em bebés prematuros e de muito baixo peso à nascença. Um dos mecanismos é a deficiência mineral, que pode ser diagnosticada radiologicamente como desmineralização dos ossos longos.[90]

Tabela nº 7 História pré e pós-natal de perturbações do desenvolvimento do esmalte dentário e hipoplasia do esmalte dentário [93]

Factores de risco associados à hipoplasia do esmalte	Referência
Malnutrição pré-natal (materna)	Alvarez *et al.* 1993; Infante e Gillespie 1976; Needleman *et al.* 1991; Sweeney e Guzman 1966; Sweeney *et al.* 1971.
Bebés prematuros ou com baixo peso à nascença (< 2500 g)	Lai *et al*, 1997
Baixo estatuto socioeconómico	Milgrom *et al.*, 2000; Needleman *et al.*, 1992; Oliveira *et al.*, 2006; Vargas et al.
	Ronzio, 2006
Deficiência de minerais	Seow *et al.*, 1989
Sarampo em crianças pequenas	Needleman *et al*, 1992
Fumo parental	Needleman *et al*, 1992
Atraso nos cuidados pré-natais, baixo peso à nascença **Índice de Apgar, taxa de fertilidade materna mais elevada** **Peso aquando da entrega**	Needleman *et al*, 1992
Doença hepática materna	Seow *et al.*, 1991

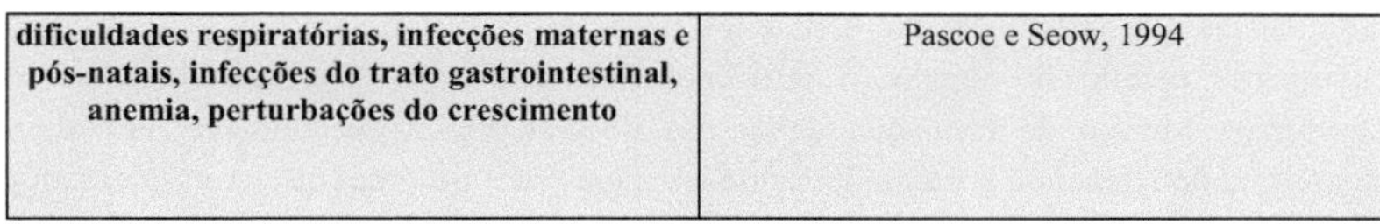

dificuldades respiratórias, infecções maternas e pós-natais, infecções do trato gastrointestinal, anemia, perturbações do crescimento	Pascoe e Seow, 1994

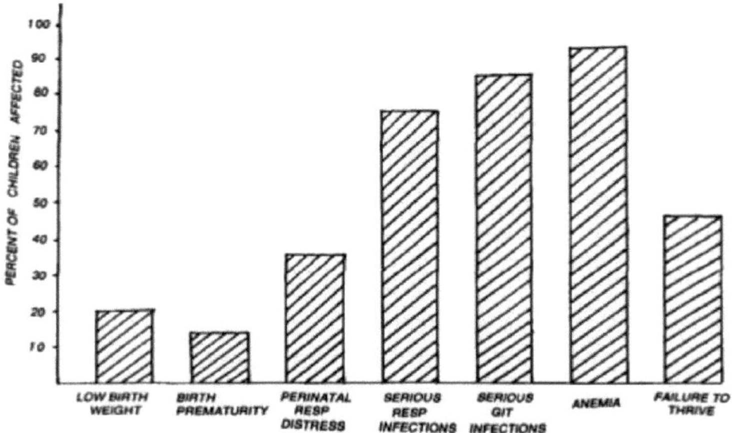

gráfico: Prevalência de doenças infantis [94]

A. Hipoplasia resultante de uma deficiência mineral em bebés prematuros com um peso muito baixo à nascença.

Foram realizados numerosos estudos clínicos para determinar a relação entre defeitos hipoplásicos do esmalte dentário e doenças sistémicas. Foi dada relativamente pouca atenção às febres exantemáticas, mas as carências, nomeadamente as ligadas à falta de vitaminas A, C e D, de cálcio e de fósforo, podem frequentemente estar associadas ao aparecimento de hipoplasia do esmalte.

[st]Os investigadores observaram que, num grupo de 60 crianças com um historial médico suficiente, 2/3 das perturbações hipoplásicas surgiram na primeira infância (desde o nascimento até ao final do primeiro ano).

[rd]Aproximadamente 1/3 dos EH foram encontrados na parte dos dentes formada na infância (13 a 34 meses). Menos de 2% dos defeitos de esmalte encontrados eram da infância tardia (35 a 80 meses).

Os investigadores queriam determinar se os defeitos do esmalte dentário estavam ligados ao desenvolvimento de doenças sistémicas. Examinaram secções cortadas de 95 dentes de 34 pacientes com um historial médico detalhado. Em mais de 70% dos indivíduos, foi estabelecida uma correlação positiva entre o momento da formação de uma banda de esmalte defeituoso e a presença de uma deficiência sistémica. No entanto, os defeitos do esmalte dentário ocorreram em 23% dos pacientes que não tinham qualquer doença sistémica que pudesse ter levado a defeitos do esmalte dentário. Em 6% dos doentes que tinham uma história de deficiências que tinham levado a defeitos do esmalte dentário noutros doentes, não se desenvolveram defeitos do esmalte. A deficiência em vitaminas A, C e D, cálcio e fósforo foi a causa mais comum de formação defeituosa do esmalte. Aparentemente, em algumas crianças, uma deficiência ligeira ou doenças sistémicas sem sintomas clínicos podem afetar a atividade ameloblástica e levar a defeitos permanentes no desenvolvimento do esmalte dentário. [90]

B. Hipoplasia associada a lesões cerebrais e deficiências neurológicas.

Herman e McDonald examinaram 120 crianças com paralisia com idades compreendidas entre os ^ e os 10 ^ anos para determinar a prevalência de hipoplasia dentária. Os investigadores compararam-nas com 117 crianças saudáveis da mesma faixa etária e observaram hipoplasia do esmalte dentário em 36% do grupo com paralisia e em 6% sem a doença. Para 70 por cento dos dentes das crianças afectadas, foi estabelecida uma relação clara entre o tempo de início dos potenciais factores que poderiam ter causado danos cerebrais e o tempo aparente de início do defeito do esmalte dentário. A deteção da hipoplasia do esmalte dentário ajuda os clínicos e os investigadores a determinar o momento em que ocorreram as lesões cerebrais em pacientes cuja causa não está claramente definida.

Cohen e Diner descobriram que os defeitos do esmalte dentário são muito comuns em crianças com QI baixo e uma elevada incidência de deficiências neurológicas. Descobriram que os defeitos cronológicos do esmalte são uma ajuda valiosa para o diagnóstico neurológico, uma vez que aparecem frequentemente em crianças com lesões cerebrais. Além disso, os defeitos indicam quando o feto em desenvolvimento é afetado, mesmo que a anamnese seja supostamente negativa. Martinez e colegas examinaram 170 crianças com idades compreendidas entre os 4 e os 170 anos, com atraso mental e sem historial de traumatismo dentário. Verificaram que 37% delas apresentavam defeitos no esmalte dentário. [90]

C. Hipoplasia associada à síndrome nefrótica

Oliver e Owings observaram hipoplasia do esmalte dos dentes permanentes numa elevada percentagem de crianças com síndrome nefrótica e encontraram uma correlação entre o tempo de doença renal e o tempo estimado de início do esmalte defeituoso. Da mesma forma, os investigadores encontraram uma elevada incidência de DE nos dentes decíduos em pessoas diagnosticadas com doença renal crónica na primeira infância.[90]

D. Hipoplasia associada a alergias

Os investigadores descobriram uma ligação entre os defeitos do esmalte dos dentes de leite e o desenvolvimento de reacções alérgicas graves. Os defeitos do esmalte estavam presentes em 26 das 45 crianças que sofriam de alergias congénitas. As lesões do esmalte localizavam-se nos caninos primários e nos primeiros molares.[90]

E. Hipoplasia ligada ao envenenamento por chumbo (plumbismo)

Os investigadores sugeriram que os dentistas devem ter em conta a exposição prévia ao chumbo como parte da sua avaliação de saúde quando tratam crianças com hipoplasia orifacial inexplicada. Especialmente se a criança pertencer a uma classe económica mais baixa.

Pearl e Roland salientaram que o feto de uma mãe envenenada pode ser afetado, uma vez que o chumbo atravessa facilmente a placenta durante a gravidez. Observaram um atraso considerável no desenvolvimento e na erupção dos dentes de leite na criança de uma mãe envenenada por chumbo.[90]

F. Hipoplasia devida a raios X e quimioterapia

Muitas anomalias dentárias podem ocorrer em crianças sobreviventes que receberam uma dose elevada de quimioterapia e radioterapia durante a formação dos seus dentes. k e colegas examinaram os registos radiológicos de 420 sobreviventes de leucemia linfática aguda. Entre esses pacientes, observaram atrofia radicular em 24,4%, microdontia em 18,9%, hipodontia em 8,5%, taurodontia em 5,9% e dentes decíduos supranumerários em 4%. Os doentes com menos de 8 anos aquando do diagnóstico ou os que receberam irradiação craniana para além da quimioterapia desenvolveram mais anomalias dentárias do que os doentes com mais de 8 anos aquando do diagnóstico e os que não receberam irradiação. Verificaram também que os defeitos dentários podem afetar a qualidade de vida dos sobreviventes. [90]

G. Hipoplasia do esmalte dentário em crianças com doença celíaca

A doença celíaca (DC) é uma doença que se prolonga por toda a vida e que se caracteriza por lesões imunitárias graves da mucosa intestinal mediadas por células em doentes com uma intolerância genética ao glúten, uma proteína presente no trigo, no centeio, na cevada e possivelmente na aveia. A DC é uma doença pediátrica que é diagnosticada muito precocemente, entre os 9 e os 12 meses, após a introdução do glúten na alimentação, com sintomas de enteropatia intestinal. A existência de padrões clínicos silenciosos da doença, em que o glúten na dieta provoca lesões intestinais lentas e inexoráveis, sem sintomas gastrointestinais clinicamente reconhecíveis, mostra a importância do diagnóstico precoce para a saúde destes jovens doentes [Ciclitira et al., 2005].

Os defeitos do esmalte associados à DC têm sido explicados por dois mecanismos: lesões devidas à má absorção e consequente hipocalcemia [Smith e Miller, 1979; Aine, 1986] e lesões do esmalte devidas a uma reação autoimune contra os ameloblastos [Maki, 1991]. Os defeitos do esmalte podem aparecer logo aos três a seis meses de idade, com pequenas bandas horizontais, covinhas localizadas e opacidades que são tipicamente bilaterais e simétricas. Estes defeitos localizam-se em áreas da coroa dentária em desenvolvimento e afectam, por ordem cronológica, os primeiros molares, caninos e segundos molares dos dentes decíduos, bem como os primeiros molares, incisivos centrais, caninos, incisivos laterais, primeiros e segundos pré-molares da dentição permanente. A Tabela 1 resume as lesões bilaterais e simétricas do esmalte, que foram descritas sistematicamente pela primeira vez por Aine [Aine, 1986]. Outros estudos tiveram como objetivo identificar ligações entre diferentes lesões orais e defeitos do esmalte dentário como possíveis marcadores de diagnóstico precoce da DC [Aine, 1996; Majorana et al., 1992]. [95]

Quadro 8: Caraterísticas e classificação dos defeitos do esmalte dentário na doença celíaca [95]

Classificação dos defeitos do esmalte dentário	
0	Sem falhas

I	Descoloração: opacidades únicas ou múltiplas, de cor creme, amarela ou castanha, com bordos bem definidos ou difusos; parte da coroa está afetada.
II	defeitos estruturais ligeiros: superfície de esmalte rugosa com sulcos horizontais e covinhas superficiais; eventualmente opacidades e descolorações ligeiras; parte ou a totalidade da coroa pode ser afetada.
III	Defeitos estruturais evidentes: parte ou a totalidade da coroa é rugosa ou coberta de sulcos de profundidade e largura variáveis, ou existem covas grandes e profundas; podem aparecer opacidades de diferentes cores e descolorações.
IV	Defeitos estruturais graves: A forma do dente está alterada, com cúspides agudas e bordos incisais irregularmente finos e rugosos; o adelgaçamento do esmalte é geral e os bordos das lesões estão bem definidos; as lesões podem ser pouco coloridas.

H. Descoloração intrínseca do dente (pigmentação do dente)[90]

Os dentes de leite apresentam por vezes uma pigmentação invulgar. Certas condições que emanam da polpa podem fazer com que todo o dente pareça descolorido. Os factores que causam isto incluem pigmentos do sangue, a decomposição do sangue na polpa dentária e medicamentos utilizados em procedimentos como o tratamento do canal radicular.

Descoloração em caso de hiperbilirrubinemia[90]

Em várias doenças, o excesso de bilirrubina é libertado no sangue circulante. Quando os dentes se desenvolvem durante um período de hiperbilirrubinemia, eles podem apresentar coloração intrínseca. As duas causas mais comuns de coloração intrínseca são a eritroblastose fetal e a atresia biliar. Outras causas menos frequentes são a prematuridade, a incompatibilidade do grupo sanguíneo ABO, o desconforto respiratório neonatal, a hemorragia interna grave, o hipotiroidismo congénito, a hipoplasia biliar, a tisosinemia, a deficiência de alfa-1 antitripsina e a hepatite neonatal.

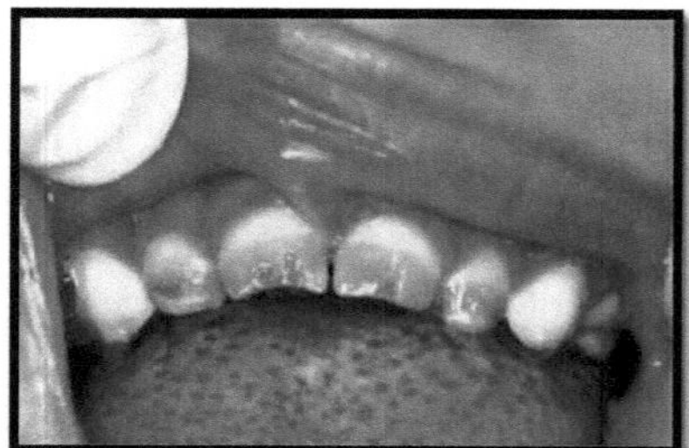
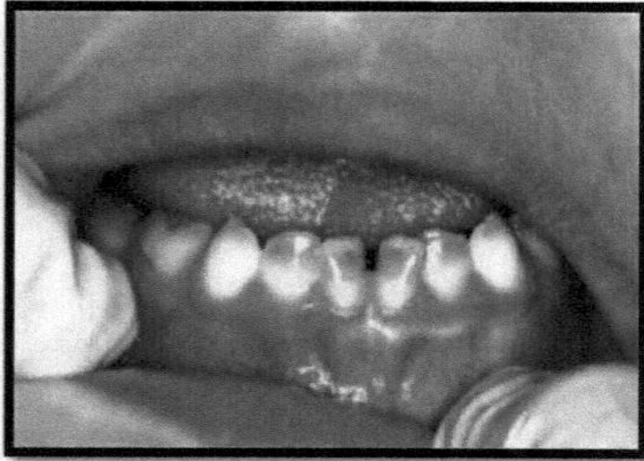

Fig. 1 - Incisivos superiores e inferiores com descoloração e áreas de hipoplasia do esmalte [96]

PC: Norma Suely Falcão de Oliveira Melo

A PRCA resulta da passagem transplacentária de anticorpos maternos activos contra os antigénios dos glóbulos vermelhos do bebé, levando a um aumento da destruição dos glóbulos vermelhos.[135] Embora tenha sido desenvolvido um método de prevenção dos anticorpos maternos, este ainda não foi identificado.

Apesar do desenvolvimento de um método para evitar a isoimunização materna com antigénios Rh, esta é uma causa importante de anemia e iterícia em recém-nascidos; no entanto, um bebé da primeira gravidez de uma mãe Rh-negativa raramente contrai esta doença hemolítica. Se um bebé tiver tido iterícia grave e persistente durante o período neonatal, os seus dentes de leite podem ter uma cor azul-esverdeada caraterística, embora em alguns casos tenham sido observados dentes castanhos. A cor do dente pigmentado desvanece-se gradualmente. O desaparecimento da cor é particularmente notório nos dentes da frente.

Cullen relatou o aparecimento de eritoblastose fetal, causada pela imunização Kell.[136] No útero, os anticorpos maternos envolvem os glóbulos vermelhos do feto e provocam hemólise. O feto desenvolve anemia, o que leva a um aumento dos níveis de bilirrubina no líquido amniótico. O recém-nascido apresenta-se pálido e anémico. Pouco depois do nascimento, o elevado nível de bilirrubina provoca iterícia.

Descoloração intrínseca na porfiria[90]

As porfirias são doenças hereditárias e adquiridas em que as actividades das enzimas da via de biossíntese do heme estão parcial ou quase totalmente ausentes. Consequentemente, a porfiria anormalmente elevada (doença de Gunther) é uma forma rara de doença hereditária autossómica recessiva.

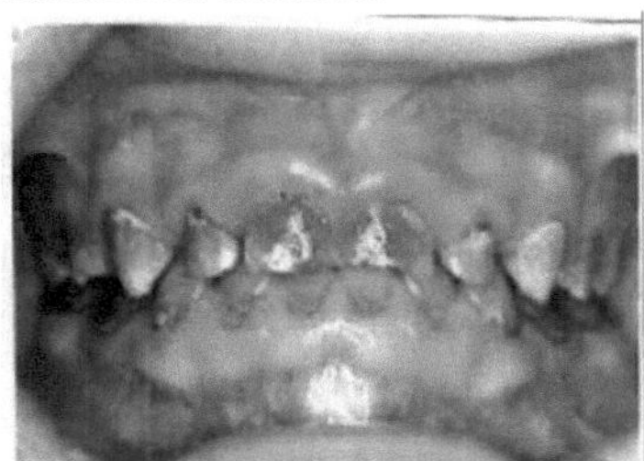
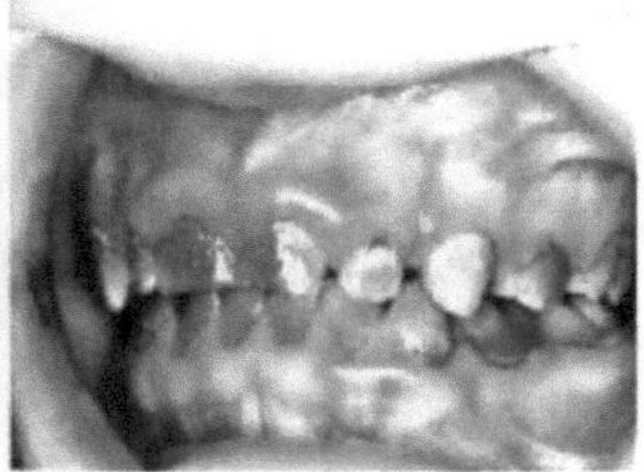

Fig. 2: Descoloração castanha amarelada profunda na área anterior e posterior dos dentes decíduos[97]

PC-A. Fayle/ Maxine A. Pollard.

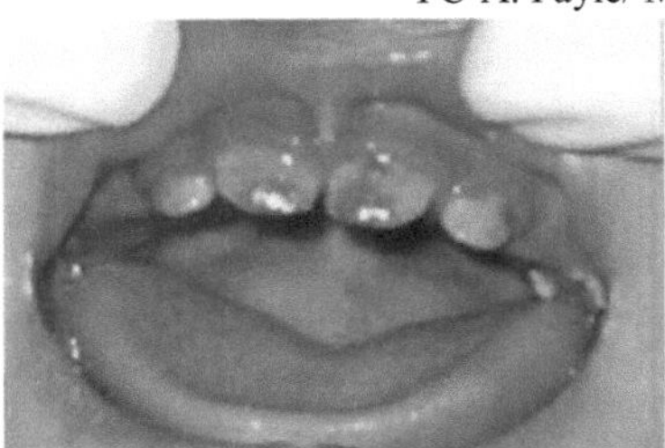
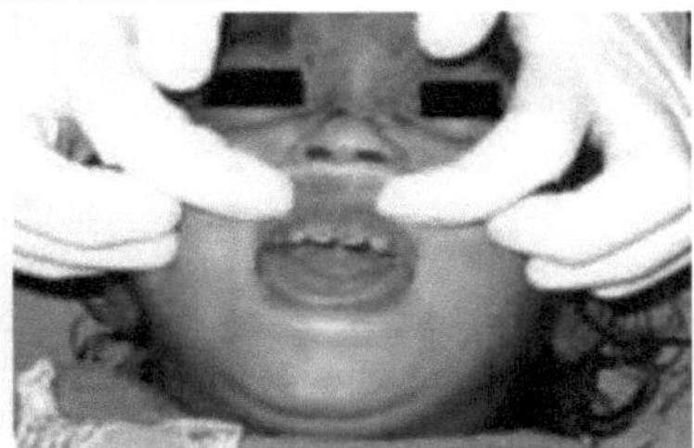

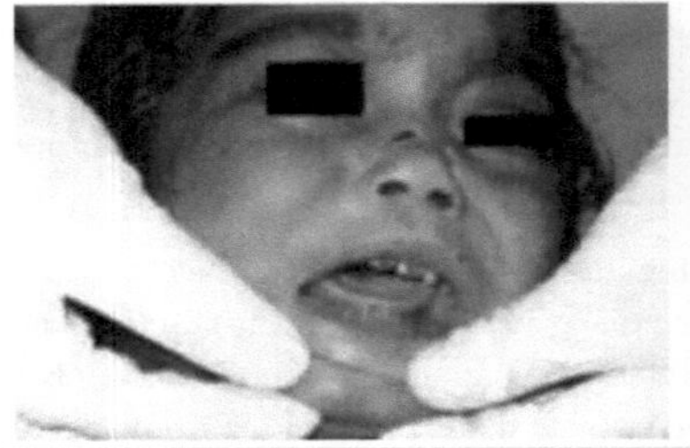
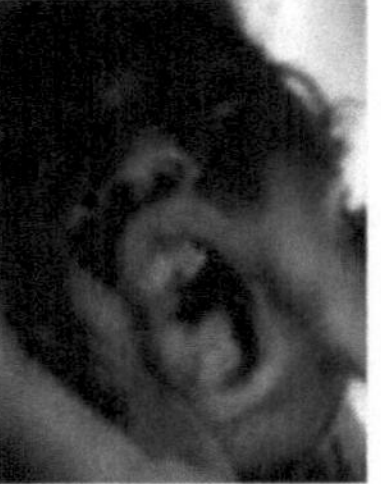

Fig. 3 Fotos com descoloração avermelhada dos dentes decíduos [98]

PC : Bhavasar R, Santoshkumar G, Prakash BR

As crianças com porfiria eritropoiética congénita têm urina vermelha, são hipersensíveis à luz e desenvolvem lesões bolhosas subepidérmicas quando a pele é exposta ao sol. Os dentes de leite são castanhos arroxeados, devido à deposição de porfirina nas estruturas em desenvolvimento. Os dentes permanentes também apresentam sinais de descoloração intrínseca, mas em menor grau.

Descoloração na fibrose quística[90]

A fibrose quística é uma doença crónica, hereditária e multissistémica que encurta a vida e se caracteriza principalmente por obstrução e infeção das vias respiratórias e má digestão. É transmitida de forma autossómica recessiva e é causada por mutações em ambas as cópias do gene CFTR (Cyctic Fibrosis Transmembrane Regulator). Os investigadores levantaram a hipótese de a descoloração dos dentes em pessoas com fibrose quística poder dever-se apenas à doença, a agentes terapêuticos como as tetraciclinas ou a uma combinação dos dois factores. A possibilidade de se tratar, pelo menos em parte, de uma anomalia intrínseca do desenvolvimento do esmalte dentário, secundariamente ligada à doença, é apoiada por estudos efectuados por cientistas que encontraram esmalte anormal nos incisivos de ratinhos knockout CFTR homozigóticos. Outros estudos também sugerem fortemente que a CFTR desempenha um papel importante na formação do esmalte.

Embora muitos doentes com fibrose citoplasmática que viveram na segunda metade do século XX tenham sofrido uma descoloração inestética dos seus dentes devido ao tratamento com tetraciclina durante o período em que as suas coroas dentárias estavam a ser formadas, os médicos modernos raramente, ou nunca, prescrevem tetraciclina aos doentes durante os seus anos de formação dentária. Numa altura em que o tratamento com tetraciclina era comum nas crianças, Primosch relatou a descoloração dentária induzida pela tetraciclina, defeitos do esmalte e cáries em 86 doentes jovens com fibrose cistoide. A ocorrência de lesões dentárias nestes pacientes foi comparada com a de indivíduos de controlo idênticos em termos de sexo, etnia, exposição a água fluoretada ideal, idade cronológica e idade dentária. Os resultados indicaram uma elevada prevalência de descoloração dentária e defeitos do esmalte, mas uma experiência de cárie significativamente menor nos doentes com fibrose quística que tinham recebido medicação à base de tetraciclina.

Descoloração durante o tratamento com tetraciclina [90]

Os dentistas e os médicos observaram que as crianças que receberam tratamento à base de tetraciclina durante a calcificação dos dentes de leite ou dos dentes permanentes apresentam uma certa pigmentação das coroas dentárias. Como as tetraciclinas quelatam os sais de cálcio, os medicamentos são incorporados nos ossos e nos dentes durante a calcificação. As coroas dos dentes afectados mudam de cor de amarelo para castanho e de cinzento para preto. Atualmente, a maioria, se não todas, as infecções nas crianças podem ser tratadas eficazmente com antibióticos que não descoloram os dentes. É por isso que este problema, outrora comum, raramente ocorre.

A tetraciclina deposita-se na dentina e, em menor grau, no esmalte dentário, que se calcifica durante a administração do fármaco. A localização do pigmento no dente pode ser correlacionada com o estágio de desenvolvimento do dente e com o momento e a duração da administração do medicamento. As tetraciclinas, que são amarelas, fluorescem sob luz ultravioleta. Quando as tetraciclinas escurecem nas estruturas dentárias, de amarelo para castanho, a fluorescência diminui devido à destruição dos fluroforos. A exposição dos dentes à luz provoca um processo de oxidação lento que altera a cor do pigmento de amarelo para castanho. Quanto mais elevada for a dose de medicamento em relação ao peso corporal, mais profunda será a pigmentação. A duração da exposição ao medicamento pode ser inferior à dose total em relação ao peso corporal.

Uma vez que as tetraciclinas podem ser transmitidas através da placenta, as coroas dos dentes de leite também podem apresentar uma descoloração significativa se as tetraciclinas forem administradas durante a gravidez. Os investigadores descobriram que o período crítico para a descoloração dos dentes decíduos induzida pelas tetraciclinas é de 4 meses no útero a 3 meses após o parto para os incisivos superiores e inferiores e de 5 meses no útero a 9 meses após o parto para os caninos superiores e inferiores.

[th]O período sensível para a coloração induzida por tetraciclina dos incisivos e caninos permanentes superiores e inferiores situa-se entre os 3 e 5 meses após o parto e até a criança ter cerca de 7 anos de idade. Os incisivos laterais superiores são uma exceção, pois começam a calcificar 10 a 12 meses após o nascimento.

Para além do flúor e das tetraciclinas (incluindo a micociclina), a ciprofloxacina também tem sido associada a manchas intrínsecas. A clorexidina, os sais de ferro orais, o co-amoxiclav e os óleos essenciais estão entre os fármacos que foram registados como causadores de manchas extrínsecas.

DEFEITOS DO ESMALTE COM FACTORES LOCAIS

Hipoplasia associada a infeção local e traumatismo

Os bordos cervicais e incisais do defeito têm uma aparência arredondada, uma vez que os prismas do esmalte não afetado são curvos, o que pode ser devido a uma alteração na direção dos prismas. O aspeto macroscópico e microscópico indica que apenas ameloblastos específicos deixaram de produzir esmalte, enquanto outros são parcial ou totalmente capazes de produzir 100
cumprir a sua missão·

Ao contrário de outras anomalias que afectam um grande número de dentes, a hipoplasia de Turner geralmente afecta apenas um dente na boca, chamado dente de Turner. Se a hipoplasia de Turner ocorrer num canino ou pré-molar, a causa mais provável é uma infeção que existia quando o dente de leite ainda estava na boca. É muito provável que o dente de leite estivesse muito cariado e que uma área de tecido inflamado à volta da raiz do dente tenha impedido o desenvolvimento do dente permanente. O aparecimento da anomalia depende da gravidade e da duração da infeção. [101]

Quando a hipoplasia de Turner ocorre na parte anterior da boca, a causa mais provável é uma lesão traumática de um dente de leite. O dente traumatizado, que normalmente é um incisivo central superior, é empurrado para dentro do dente em desenvolvimento, afectando a formação do esmalte. Devido à posição do botão do dente em desenvolvimento do dente permanente em relação ao dente de leite, a área mais suscetível de ser afetada no dente permanente é a superfície da face.[102] A hipoplasia de Turner pode ser acompanhada por uma descoloração branca ou amarela. Ambas as dentições podem ser afectadas pela hipoplasia do esmalte, mas a incidência é maior na dentição permanente. As caraterísticas da hipoplasia clínica do esmalte incluem estética desfavorável, aumento da sensibilidade da dentina, mau posicionamento do dente e predisposição para a cárie dentária.[103] O desafio no tratamento deste tipo de lesão é promover uma reabilitação oral completa, tanto a nível estético como funcional.

Baurer descobriu que, em alguns casos, o epitélio unificado do esmalte foi destruído e o esmalte foi exposto a edema inflamatório e tecido de granulação.[104] O tecido de granulação corroeu então o esmalte e depositou uma substância metaplástica bem calcificada, semelhante ao cimento, na superfície da escavação profunda.

Um impacto traumático num dente decíduo anterior, provocando o seu deslocamento apical, pode comprometer a formação da matriz do incisivo permanente subjacente. A manutenção de dentes decíduos infectados, mesmo que assintomáticos, não se justifica. O desenvolvimento de defeitos hipoplásicos no dente permanente, o seu desvio da trajetória normal de erupção e até a morte do dente em desenvolvimento podem ser a consequência.[98]

A. Hipoplasia associada a cáries dentárias[98]

Pode ser difícil distinguir o HPE formado pré-eruptivamente das lesões precárias de "manchas brancas" associadas à acumulação de placa bacteriana e à dieta cariogénica (Needleman 1992; Seow 1997; Oliveira 2006). Os clínicos atribuem frequentemente o aparecimento de esmalte calcário e opaco ao longo da linha da gengiva, onde a placa se acumula, a uma dieta e higiene oral deficientes e não ao HPE. Uma vez que a erupção e o desenvolvimento dentário estão correlacionados, o local de desmineralização devido à cárie coincide frequentemente com o local de HPE. De facto, a cárie e uma superfície de esmalte danificada ocorrem frequentemente em conjunto, mas a diferença essencial é que os defeitos causados pela EHP precedem (e promovem) a cárie sobrejacente. Além disso, os dentistas não costumam ver os bebés quando os seus dentes rompem pela primeira vez, pelo que a EHP passa despercebida. Ao contrário da desmineralização e das cáries subsequentes, que se pensa serem o resultado de uma alimentação prolongada ou inadequada com biberão (ou *seja,* cárie do biberão ou síndrome do biberão), a EHP está presente antes de os dentes irromperem na cavidade oral. Por outras palavras, os dentes de leite com EHP, particularmente na dentição de leite anterior, estão estruturalmente danificados antes de entrarem na cavidade oral. Como veremos mais adiante, os defeitos de superfície tornam-se nichos fáceis para a colonização de bactérias cariogénicas, como o *Streptococcus mutans.* [93]

Até este ponto, parece plausível que a entidade clínica conhecida como "cárie de biberão" possa coexistir com ou exacerbar a HPE pré-existente, ou que seja uma forma separada e autónoma de S-ECC. A observação de que a cárie ocorre predominantemente nos dentes decíduos anteriores superiores, que são expostos ao conteúdo do biberão durante a noite, e segue a margem gengival onde a placa se acumula, defende a cárie de biberão como um subgrupo distinto de S-ECC. O facto de os incisivos inferiores não serem geralmente afectados, provavelmente devido ao efeito protetor da saliva, é convincente. Os investigadores afirmam que a HAS-ECC e a cárie do biberão não são mutuamente exclusivas, mas estão frequentemente correlacionadas, mas os exames clínicos de crianças pequenas na erupção dentária, acompanhados de padrões de cárie, facilitariam o diagnóstico diferencial. Como já foi mencionado, a alimentação excessiva com biberão pode levar a cáries, mas não necessariamente. É possível que aqueles que desenvolvem "cáries de biberão" tenham uma história de HPE. Uma delimitação mais precisa entre a cárie de biberão e a HAS-ECC continua por fazer até que estejam disponíveis estudos adequadamente desenhados com variáveis claramente definidas. Oliveira e colaboradores mostraram que os dentes de leite com EHP tinham 15 vezes mais probabilidades de desenvolver cáries do que os dentes sem EHP. Esses pesquisadores também fizeram uma distinção crítica entre cárie de mancha branca e EHP com base em diferenças de padrão e baixo SES. Um estudo mais recente mostrou que a EHP é também uma covariável do risco de cárie. A colonização precoce por esclerose múltipla em crianças pequenas conduz geralmente a uma taxa mais elevada de cáries. A ligação entre a esclerose múltipla e as cáries de mamadeira em rastejamento ou em lactação foi demonstrada de forma convincente na literatura. [100] Por exemplo, van Houte et al (1982) referiram que, em algumas crianças com cáries de amamentação, os EM representavam até 60% do microbiota total cultivável. Berkowitz (1984) relatou números mais baixos de EM, mas que ainda representavam mais de 10% da biota cultivável.

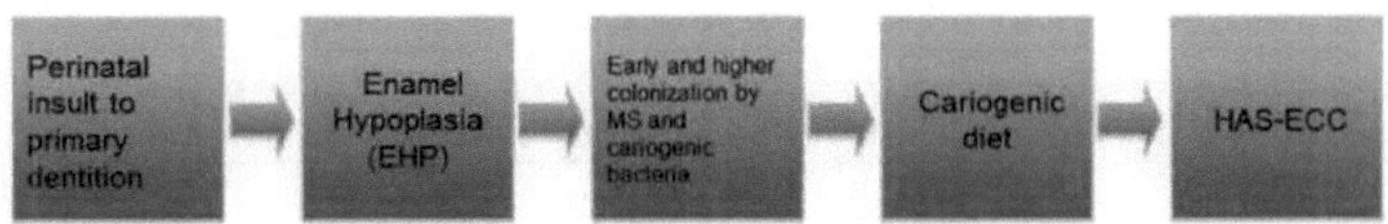

Modelo da sequência de acontecimentos que conduzem à HAS-ECC , EM, *estreptococos mutans* [93]

C. Manchas extrínsecas

A coloração extrínseca ocorre na superfície do dente ou na película adquirida.

A coloração intrínseca ocorre quando os cromogéneos se depositam no interior do dente, podendo ser de origem local ou sistémica.

Quadro 9 Classificação das descolorações; segundo Ilan Rotstein, Yiming Li ,[105]

Manchas extrínsecas	Manchas intrínsecas
Alimentação eléctrica	Envelhecimento
Bebidas	Pansecrose pulpar
Elixir bucal	Hemorragia intrapulpar
Produtos do tabaco	Metamorfose do cálcio
Materiais de restauro	Medicação (por exemplo, tetraciclina)
Microrganismos cromogénicos	Doenças (por exemplo, porfiria, eritroblastose fetal)

Quadro 10: Apresentação clínica da descoloração

Baseado em *Van B. Haywood, W. Frank Caughman, Ronald E. Goldstein* ,[105]

QUADRO CLÍNICO	SURPRESAS
Dente escuro isolado (é necessária uma radiografia para diagnosticar a patologia)	Vital: pigmentos sanguíneos devido a traumatismos, metamorfose do cálcio, reabsorção interna Não vitais: manchas de sangue durante o tratamento endodôntico, material pulpar remanescente na câmara, tipo de restauração, reabsorção interna.
Coloração geral de todos os dentes	Através do tabagismo (extrínseco ou intrínseco), de alimentos cromogénicos induzidos por medicamentos, de doenças, do envelhecimento e da herança genética.

Descoloração local dos dentes	Manchas brancas: fluorose superficial ou subterrânea, desmineralização da superfície branca Manchas castanhas: Fluorose, defeitos de formação
Descoloração localizada num ponto em todos os dentes	Alimentos cromogénicos, clorhexidina, tabagismo (extrínseco), frequentemente associados à placa dentária e a uma má higiene oral
Decorações de restauro	Amálgama: translucidez devido ao esmalte fino, dentina descolorida Compósito: descoloração dos bordos, descoloração para além dos bordos, descoloração completa da restauração
Descoloração associada a cáries	Descoloração proximal e oclusal devido a alimentos e saliva
Defeitos dentários: covinhas, dentes deformados	Defeitos faciais, linguais ou incisais devidos a febre ou traumatismo durante o desenvolvimento, genética (fusos laterais ou sulcos profundos)
Translucidez: incisal escura	Teste lingual do dedo para determinar a translucidez; pode parecer mais escuro quando branqueado, uma vez que se perde a outra cor

Tabela 11 Causas intrínsecas da descoloração dentária[105]

De acordo com Ilan Rotstein;

Causas relacionadas com o doente	Causas dentárias
Necrose da celulose	De origem endodôntica -restos de tecido celulósico -Medicamentos intracanal -parentalidade
Hemorragia intrapulpar	
Hipercalcificação da dentina	
Antiga	

Erros na formação dos dentes -perturbações do desenvolvimento deficiências relacionadas com a droga	Restauro -Algum -Pinos e estacas -Materiais compósitos

Tabela 12 Causas pré-eruptivas de descoloração intrínseca[106]

Fator responsável	Exemplos	Cor
Doenças metabólicas	Hiperbilirrubinemia Porfiria Alcaptonúria	Amarelo-verde Castanho avermelhado Castanho
Perturbação do germe dentário	Localizado Dente da torre Geral -Infeção por VIH (materna ou infantil) -Deficiência nutricional Hipomineralização dos incisivos molares	Branco a amarelo a acastanhado
Doença genética	Amelogénese imperfeita Amelogénese imperfeita Displasia dentária Síndrome sistémica, por exemplo, epidermólise bolhosa	Amarelo Azul-castanho Amarelo Amarelo
Medicamentos	Tetraciclina Minociclina	Amarelo-castanho, azul ou acinzentado Azul-verde
	Ciprofloxacina Suplementos de flúor	Esverdeado branco giz a castanho/preto
Ambiente	Fluorose endémica	branco giz a castanho/preto

Tabela 13 Causas pós-eruptivas de descoloração intrínseca[106]

Fator responsável	Exemplos	Cor
Doenças dentárias	Cáries dentárias - em curso - Activos - Encomendar	Branco giz Castanho-amarelado Castanho escuro a preto
	Desgaste dos dentes	Amarelado
Causas da polpa	Envelhecimento Traumatismo pulmonar com hemorragia Metamorfose do cálcio Reabsorção interna	Amarelado Castanho cinzento Amarelado a castanho Rosa
Materiais dentários	Amálgama Compósito/GIC Medicamentos intracanais, por exemplo, iodofórmio, Ledermix Materiais de enchimento e selantes	Azul-cinzento Castanho-amarelado Castanho-cinzento Acinzentado

AVALIAÇÃO CLÍNICA E HISTOPATOLÓGICA

O exame microscópico permite distinguir quatro tipos de defeitos hipoplásicos do esmalte, nomeadamente defeitos de sulco, fossa, cavidade e aplainamento. As caraterísticas dos quatro diferentes tipos de defeitos e a sua relação com a duração e intensidade dos episódios de stress foram discutidas por Hillson & Bond (1997) e Witzel (2006, 2008) para dentes humanos e suínos.

No que diz respeito à fiabilidade da identificação de defeitos hipoplásicos do esmalte através da inspeção externa de molares de ovinos e caprinos, os nossos resultados indicam que esta depende do tipo de defeito e da presença associada de pequenas ou grandes quantidades de cimento coronal. Os defeitos que reflectem uma alteração ligeira a moderada da atividade ameloblástica secretora (ou seja, defeitos do tipo sulco, do tipo depressão e do tipo superfície mais pequena) (Hillson & Bond, 1997; Witzel et al. 2006, 2008) podem normalmente ser diagnosticados corretamente, uma vez que não são preenchidos com cimento coronal hiperplásico. Em contrapartida, as covinhas profundas, os defeitos planos extensos e os defeitos aplásticos, que indicam um comprometimento grave da secreção da matriz do esmalte (Witzel et al. 2008), não podem normalmente ser diagnosticados corretamente, uma vez que estão cobertos por grandes quantidades de cemento coronal e, por vezes, também por cálculo. Como resultado, nem a extensão nem a profundidade destes defeitos podem ser corretamente avaliadas durante a inspeção externa. A formação de uma camada hiperplásica de cemento coronário é considerada uma indicação de degradação prematura do órgão do esmalte após stress intenso (Kierdorf 2005, 2009). A perturbação permanente da função ameloblástica resultante deste impacto está também na origem da grave hipomineralização do esmalte observada nos dentes em causa. [107]

Um dispositivo quantitativo de fluorescência induzida por luz (QLF) pode ser utilizado para quantificar a perda mineral do esmalte dentário no laboratório e em situações clínicas para a deteção precoce de cáries dentárias. Quando iluminado por luz azul (405 nm), o esmalte dentário produz uma autofluorescência verde. A diminuição absoluta da fluorescência devido à perda de esmalte é determinada calculando a percentagem de perda entre a fluorescência real e a fluorescência reconstruída e expressa como AF.

A QLF é um método de fácil utilização, reprodutível e fiável para quantificar a perda de minerais no esmalte dentário. No entanto, existem poucos relatos de casos sobre o tratamento da fluorose dentária com QLF. O seguinte relato de caso descreve a utilidade do QLF no desenvolvimento de um plano de tratamento conservador e na confirmação dos resultados do tratamento.

Se a lesão for mais profunda do que 250 pm, a perda de esmalte é demasiado grande e a eficácia da microabrasão é reduzida. A QLF é uma ferramenta de diagnóstico para detetar cáries numa fase inicial, uma vez que pode analisar lesões de manchas brancas e ajudar a avaliar os limites da microabrasão. Se o valor de AF for superior a 25%, é necessário um plano de tratamento invasivo com restaurações de compósito ou abordagens protéticas. [108]

Avaliação histológica[109]

Histologicamente, um ameloblasto secretor totalmente ativo tem em seu pólo distal uma extensão celular (a extensão de Tomes) com dois sítios para secreção de matriz. O primeiro local é uma borda ao redor da base (parte proximal) da extensão de Tomes, uma região também conhecida como ombro do ameloblasto. É aqui que a matriz interpretativa do esmalte é secretada. A parte distal do prolongamento de Tomes (ou prolongamento de Tomes propriamente dito) estende-se a partir da parte proximal e projecta-se para uma fossa cujas paredes são constituídas por esmalte intérprete. A secreção de matriz ocorre ao longo de um dos lados da parte distal do prolongamento de Tomes, e a fossa enche-se de um prisma, uma estrutura longa em forma de barra que se estende da junção esmalte-dentina (EDJ) em direção à superfície externa do esmalte (OES).

No início da amelogénese, uma fina camada de esmalte inicial é segregada pelos ameloblastos, que ainda não desenvolveram a parte distal das suas extensões de Tomes e, por conseguinte, têm apenas uma única superfície de secreção plana no seu pólo celular distal. Como resultado, todos os cristalitos do esmalte inicialmente formado têm a mesma orientação e o esmalte é aprismático, ou seja, não se diferencia em prismas e esmalte interpretativo. Perto do fim da secreção da matriz de esmalte, a parte distal do processo de Tomes regride frequentemente, de modo que volta a existir apenas uma única superfície de secreção plana e é formada uma fina camada exterior de esmalte aprismático. Os ameloblastos estão sujeitos a flutuações rítmicas na taxa de produção da matriz de esmalte. As caraterísticas incrementais regulares, visíveis tanto no esmalte em desenvolvimento como no maduro, reflectem a atividade secretora ritmicamente modulada das células.

Numerosos estudos sobre o esmalte de primatas (particularmente humanos) mostraram que as marcas de crescimento microestrutural no esmalte podem ser classificadas em duas categorias básicas: marcas de curto período e marcas de longo período. As marcas de curto período têm sido associadas a alterações diárias regulares (circadianas) na taxa de produção da matriz do esmalte. Em secções histológicas observadas sob luz transmitida, os prismas de esmalte mostram bandas claras e escuras alternadas, orientadas perpendicularmente à sua trajetória.

Diferenças no caso de defeitos do esmalte[110]

A análise histológica revelou que as fossas hipoplásicas estavam associadas ao encurtamento dos ameloblastos secretores, enquanto um defeito maior (superficial) numa ovelha estava associado à deslocação ou morte das células. Defeitos hipoplásicos superficiais em forma de fossa também apareceram no esmalte dos molares (M3) de porcos miniatura que receberam 0,9 mg de fluoreto (como NaF) por kg de peso corporal diariamente durante um ano. A hipoplasia do esmalte foi previamente observada nos dentes de javalis e veados que vivem livremente em áreas contaminadas com flúor. No entanto, nestes últimos estudos, a quantidade de flúor ingerida pelos animais não pôde ser quantificada, como foi o caso dos cangurus cinzentos na área de elevada contaminação por flúor. Mais recentemente, o pitting hipoplásico foi também induzido experimentalmente no esmalte molar de hamsters através da injeção de 40 mg de NaF/kg de peso corporal em animais jovens. A análise histológica dos germes dentários indicou que, neste caso, os defeitos hipoplásicos estavam associados ao descolamento local dos ameloblastos da superfície do esmalte em desenvolvimento e à formação dos chamados quistos subameloblásticos. A hipoplasia de esmalte mais profunda entre os dentes de canguru estudados foi observada no M3 de um canguru fêmea (nº 1000, idade estimada de 2,8 anos), que tinha a segunda maior concentração de fluoreto ósseo (7385 p.g/g de peso seco) de todos os animais estudados. Casos semelhantes de hipoplasia grave do esmalte, afectando grandes partes da coroa dentária, tinham sido previamente observados em dentes fluoretados de javalis, porcos domésticos e ovelhas. Estudos experimentais demonstraram que a hipoplasia do esmalte pode ser induzida no esmalte dentário de mamíferos em diferentes condições de exposição ao flúor. O tipo e a gravidade dos defeitos hipoplásicos dependem principalmente da concentração plasmática de flúor que actua sobre os ameloblastos e do seu grau de vulnerabilidade, que varia entre as diferentes fases (precoce, intermédia e tardia) da sua vida secretora. Estudos de microscopia eletrónica de varrimento e de microradiografia mostraram que os defeitos de superfície do esmalte humano fluorótico são de origem pós-eruptiva e não constituem lesões de desenvolvimento, ou seja, hipoplasias. Isto levou à opinião de que a fluorose dentária (humana) é essencialmente o resultado da ação do flúor na fase de maturação e não na fase secretora da amelogénese. Embora este ponto de vista possa estar correto, dependendo das condições específicas de exposição ao flúor e dos níveis plasmáticos de flúor associados nos seres humanos, o presente estudo, a nossa investigação anterior e estudos de outros autores mostraram que, noutras espécies de mamíferos, a fase secretora da amelogénese também é influenciada pelo flúor em condições de exposição relacionadas com o ambiente. A presença de esmalte aprismático (sem prisma) associado a defeitos hipoplásicos, observada em certos dentes fluoróticos de canguru, também foi observada em dentes fluoróticos de javali, porco doméstico e veado. A formação deste esmalte aprismático indica uma atividade secretora marcadamente reduzida dos ameloblastos e uma redução na parte distal dos seus processos de Tomes. Um ameloblasto totalmente ativo secretor tem locais de formação distintos para o esmalte interpismático (ao longo da parte proximal do seu processo de Tomes) e o prisma (ao longo da sua parte distal). Uma redução na parte distal do processo de Tomes em células com atividade secretora reduzida resulta na presença de uma única superfície secretora, mais ou menos plana. Os cristais que se formam na matriz secretada nesta superfície estão dispostos em paralelo e têm a orientação caraterística do esmalte interpretismático. O esmalte interpretativo também se forma durante a amelogénese normal, nomeadamente no esmalte inicial, que se forma antes da formação do processo de Tomes distal pelos ameloblastos, e na camada final de esmalte, que se forma em locais após a redução (normal) do processo de Tomes distal no final da secreção do esmalte. A microscopia eletrónica de transmissão mostrou que o esmalte translúcido era constituído por prismas bem definidos e cristais bem empacotados, enquanto o esmalte opaco se caracterizava por cavidades intercristalinas e cristais mal empacotados e orientados aleatoriamente. Concluiu-se que a dispersão da luz provoca a opacidade do esmalte exterior através das cavidades intergranulares. No que diz respeito à importância funcional do esmalte exterior opaco, é colocada a hipótese de que a presença de uma camada de esmalte exterior mais macia pode acelerar a obtenção de um contacto amplo totalmente funcional entre os dentes oclusais através do desgaste rápido das pontas das coroas, ajudando assim a manter a relação espacial funcional entre as coroas dentárias em condições de progressão molar e desgaste intersticial.

GESTÃO

O diagnóstico precoce e as medidas preventivas são essenciais para o sucesso do tratamento das perturbações do desenvolvimento do esmalte dentário. As crianças com antecedentes familiares de amelogénese imperfeita ou síndromes médicas frequentemente associadas a defeitos do esmalte, como a epidermólise bolhosa, a paralisia cerebral ou a prematuridade, devem ser rastreadas quanto a defeitos do esmalte assim que os seus dentes erupcionam. Uma vez que o esmalte dos molares e incisivos permanentes se forma ao mesmo tempo que o dos dentes de leite, a presença de defeitos de esmalte nos dentes de leite indica um risco de esses defeitos aparecerem na dentição permanente. Consequentemente, as crianças com defeitos de esmalte nos molares decíduos também devem ser examinadas para detetar defeitos semelhantes na dentição permanente. Se ambos os dentes forem afectados, deve ser considerada a possibilidade de uma causa genética e as crianças devem ser encaminhadas para pediatras e especialistas para diagnóstico, exame genético e aconselhamento.

A deteção exacta dos defeitos do esmalte dentário é essencial para o diagnóstico, planeamento do tratamento e acompanhamento. Embora a maioria dos índices para a deteção de defeitos de desenvolvimento do esmalte tenha sido utilizada para fins epidemiológicos, o Índice de Defeitos do Esmalte (EDI) proposto por Brook foi desenvolvido principalmente para uso clínico. O EDI compreende uma estrutura básica simples e uma pontuação numérica que é particularmente adequada para uso clínico e tem um elevado grau de reprodutibilidade. ' Na sua forma alargada, o EDI também permite uma classificação detalhada dos subtipos de defeitos do esmalte. Os principais problemas clínicos em crianças com hipoplasia do esmalte são a estética prejudicada, a sensibilidade dentária e um risco acrescido de cáries e desgaste dentário. Em crianças com distúrbios do desenvolvimento do esmalte, deve ser implementado um programa de prevenção assim que o diagnóstico é feito, de modo a controlar estes problemas. As crianças com defeitos extensos do esmalte dentário, como a AI, necessitam normalmente de uma equipa de tratamento multidisciplinar composta por médicos de clínica geral, pedodontistas especializados e ortodontistas. O plano de tratamento é suscetível de incluir restaurações complexas, ortodontia, exodontia e próteses.[115-117]

O diagnóstico precoce do tipo de DDE (por exemplo, MIH/Fluorose/AI/DI) é importante para um planeamento adequado do tratamento e para evitar complicações futuras. Um diagnóstico correto pode melhorar a gestão por parte do médico de várias formas, por exemplo

I. Avaliação do risco de cárie do paciente ;

J. Avaliar a qualidade da adesão, que influencia a retenção e a durabilidade das restaurações e dos brackets ortodônticos.

Além disso, a identificação da etiologia da DDE pode influenciar as perspectivas individuais e comunitárias sobre a prevenção (traumatismo dentário, fluorose do esmalte, aconselhamento genético, considerações financeiras, gestão do comportamento e questões médico-legais). [8-8]
A história médica e dentária 129-134, bem como os achados clínicos e radiológicos, podem contribuir para o diagnóstico diferencial.
A principal queixa dos pacientes com DDE/MIH é frequentemente uma ou mais das seguintes: (1) estética deficiente; (2) sensibilidade ao calor; (3) desgaste; (4) cáries secundárias; (5) descoloração dos dentes; (6) má oclusão e (7) problemas periodontais. As queixas dos

pacientes, juntamente com as caraterísticas bioquímicas e morfo-histológicas dos defeitos, podem influenciar o prognóstico e o tratamento.

Quando um primeiro molar permanente está fortemente hipomineralizado:

1. É essencial uma avaliação ortodôntica e protética precoce. Os seguintes factores podem influenciar o prognóstico a longo prazo e exigir a extração:
   - Avaliação das preferências do doente e/ou do prestador de cuidados ;
   - Controlo do comportamento
   - Vitalidade dos dentes
   - Recuperabilidade
   - Idade dentária
   - relação esquelética e crescimento
   - Sobrecarga do segmento vestibular
   - Relações oclusais
   - Presença de dentes do siso
   - O estado dos outros dentes e outras anomalias de desenvolvimento.

Uma consulta de ortodontia também pode ajudar a preencher as lacunas e a melhorar a mordida. Separação de

A substância dentária pode ser preservada nos dentes permanentes jovens antes da preparação da coroa.

Diagrama de gestão

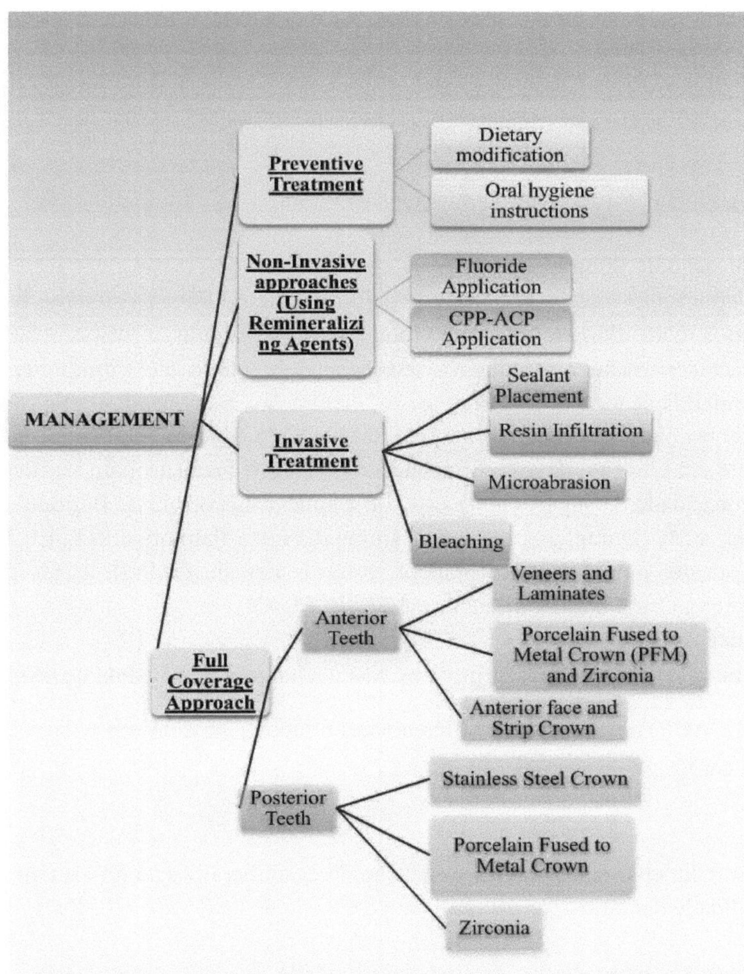

Fig. 4 Diagrama de tratamento para o tratamento de defeitos do esmalte

1. Tratamento preventivo

O tratamento preventivo após o diagnóstico de um DDE deve ser adaptado a cada paciente, tendo em conta factores como: (1) o risco de cárie; (2) a cárie pós-erupção; (3) a presença de sintomas; (4) a etiologia e a gravidade do DDE; e (5) a extensão dos defeitos. A extensão do problema depende do número de dentes afectados e da gravidade das lesões (profundidade, tamanho, cor e degradação do esmalte).

William apresentou uma tabela que sugere diferentes abordagens ao tratamento clínico da DDE, que podem ser utilizadas como diretrizes na maioria dos casos. É evidente que, em casos ligeiros de DDE (por exemplo, opacidades difusas, fluorose ligeira), nem todas as medidas preventivas são necessárias.

A carcinogenicidade e a erosividade da dieta da criança devem ser avaliadas e devem ser dadas recomendações adequadas para modificar a dieta. As instruções de higiene oral podem incluir escovas de dentes adequadas e, se for caso disso, pasta de dentes dessensibilizante.

2. Abordagens não invasivas (com agentes remineralizantes)

a. Utilização de flúor
   As aplicações tópicas semanais de gel ou verniz de flúor e os bochechos diários com fluoreto de sódio podem: (1) melhorar a resistência à desmineralização, (2) reduzir a sensibilidade dentária e (3) promover a remineralização do esmalte e a maturação pós-eruptiva. Se for diagnosticado um esmalte amarelo-acastanhado hipo-mineralizado num dente em erupção, devem ser agendados controlos mensais para verificar a integridade da superfície do esmalte e aplicar um verniz de fluoreto de sódio a 5% (Duraphat, 2,26% de fluoreto, Colgate-Palmolive, NY, EUA) ou um dos novos vernizes brancos, como o Vanish (OMNII, 2,26% de fluoreto, Oral Pharmaceuticals, 3M ESPE, EUA).
b. Aplicação CPP-ACP-
   Aplicação diária de fosfopéptido de caseína amorfa com fosfato de cálcio

(CPP-ACP) nos produtos de higiene oral é suposto promover a remineralização.

endurecimento da superfície e redução da desmineralização do esmalte e da sensibilidade dentária

bem como uma melhoria estética da opacidade.

3. Abordagens invasivas

a. Produtos de vedação -
   A utilização de selantes de cimento de ionómero de vidro até o dente hipoplásico atingir a oclusão, seguida da aplicação de um selante convencional à base de resina, também pode ser considerada. A preparação mecânica do esmalte antes da aplicação do selante não é recomendada, a menos que a integridade do esmalte já tenha sido comprometida.
b. Infiltração de resina

O tipo de sistema adesivo escolhido pode determinar o resultado clínico da adesão da restauração de resina ao esmalte hipo-mineralizado. A adesão ao cisalhamento do compósito no esmalte hipo-mineralizado é significativamente menor do que no esmalte normal. O ácido fosfórico, mais frequentemente utilizado para o condicionamento do esmalte, pode causar mais perda de esmalte do que os primários autocondicionantes, o que reduz a adesão ao esmalte hipo-mineralizado.[139] Os compómeros são mais retentivos do que os cimentos de ionómero de vidro (CIV)/CIV modificados com resina (CIVR) para restaurar o esmalte fluoretado e podem ser utilizados para restaurar pequenas cavidades oclusais ou cervicais:

- São mais fáceis de utilizar, são hidrofílicos e requerem menos tempo e menos 159,160
  Passos.
- Não é necessário enxaguar, o que evita a humidade que inibe a infiltração da resina e dilui o primário solúvel em água.

- Alguns primários autocondicionantes (Clearfil SE Bond/Protect bond, Kuraray Medical Inc, Tóquio, Japão) aderem à hidroxiapatite tanto micromecânica como quimicamente.
- Alguns primários autocondicionantes (Clearfil SE Bond/Protect bond, Kuraray Medical Inc) têm propriedades de libertação de flúor e um componente antibacteriano.
- Provocam menos sensibilidade pós-operatória, o que pode ser importante no caso de dentes muito hipomineralizados.[141]

A eficácia da infiltração de resina na remoção de lesões cariosas foi examinada em vários estudos. Um efeito secundário positivo da infiltração de resina é o facto de as lesões de esmalte perderem o seu aspeto esbranquiçado quando as suas microporosidades são preenchidas com resina e se assemelham a esmalte saudável.[183] É por esta razão que este tratamento tem sido utilizado não só para eliminar lesões de esmalte, mas também para melhorar o aspeto estético das manchas brancas na superfície dos lábios.[184] O filtrado de resina é um material facilmente polimerizável, com uma viscosidade muito baixa, baixos ângulos de contacto com o esmalte e tensões superficiais elevadas, com propriedades que optimizam a penetração rápida nas estruturas capilares do corpo da lesão de esmalte. [185]No entanto, a camada superficial mineralizada impede a penetração da resina na lesão, pelo que esta técnica requer a remoção desta camada. Esta remoção é efectuada com ácido clorídrico a 15% durante 120 segundos.[142]

Em comparação com a microabrasão do esmalte ou com as técnicas de restauração convencionais, a infiltração de resina é muito menos invasiva e pouca substância dentária tem de ser sacrificada durante o condicionamento e o polimento. Tal como acontece com alguns procedimentos de branqueamento do esmalte e microabrasão, a infiltração de resina não pode prever com exatidão o resultado estético. Mas mesmo que todas as partes esbranquiçadas de uma lesão não desapareçam completamente, a infiltração de resina geralmente leva a uma melhoria considerável na aparência.
A infiltração de resina é, portanto, uma opção de tratamento relativamente rápida para

mascarar descolorações ligeiras a moderadas devidas a fluorose e hipoplasia nas superfícies vestibulares dos dentes, uma vez que os procedimentos são aplicados simultaneamente nos dentes, ao contrário dos procedimentos de microabrasão do esmalte, em que o produto é aplicado dente a dente e, normalmente, mais do que uma vez.[143]

No entanto, o tratamento da fluorose e da AI pode exigir mais modificações na técnica de colagem.

c. Microabrasão-

O procedimento de microabrasão mais comum tem demonstrado que a quantidade de esmalte removido das superfícies vestibulares dos dentes tratados não é clinicamente significativa, dependendo do protocolo utilizado. No entanto, não há consenso sobre o número de vezes que o material deve ser aplicado para obter a remoção completa da coloração, nem sobre o número máximo de vezes que isso pode ser feito sem expor a dentina. Este facto é problemático e significa que muitos dentistas não se sentem confortáveis com esta técnica.

No entanto, o clínico pode considerar a microabrasão do esmalte como uma das opções de tratamento mais eficazes. ,[5] No entanto, esta técnica pode levar a uma degradação agressiva do esmalte, dependendo da duração, número e intensidade das aplicações.[146] As descolorações superficiais e irregularidades no esmalte são normalmente a razão pela qual os pacientes procuram uma intervenção dentária para melhorar o seu sorriso.

[147]A principal indicação para a microabrasão do esmalte é a descoloração intrínseca ou as alterações de textura devidas a hipoplasia do esmalte, amelogénese imperfeita ou fluorose . Esta técnica consiste na remoção da camada superficial porosa do esmalte e das descolorações aí retidas, através da fricção de um gel contendo um ácido e um composto abrasivo com pedra-pomes e água, tal como na profilaxia dentária. A mancha ou defeito do esmalte é eliminado pelos efeitos erosivos e abrasivos combinados da mistura recomendada, que contém uma baixa concentração de ácido e um composto abrasivo.

Abrasivo aplicado mecanicamente através de um micromotor de baixa velocidade. Deve ser a primeira opção para o tratamento de dentes com descoloração intrínseca, uma vez que elimina a descoloração castanha opaca e suaviza as irregularidades da superfície, dando uma aparência mais uniforme e brilhante.

superfície. Uma vez que a técnica é considerada segura e minimamente invasiva, também pode

147

se necessário, em combinação com o branqueamento dentário.

O sucesso da microabrasão do esmalte está diretamente relacionado com a correta indicação do caso clínico e a correta execução da técnica.

A microabrasão pode ser utilizada em casos de hipoplasia de esmalte localizada ou idiopática, limitada à camada exterior do esmalte. Embora esta condição exija por vezes uma abordagem de restauração com resina composta ou um revestimento laminado, a microabrasão deve ser considerada como a primeira opção de tratamento. Não só melhora a estética, como também pode reduzir a necessidade de abrasão do esmalte para uma abordagem de restauração, o que é particularmente importante em pacientes mais jovens. Alternativamente, a técnica de infiltração pode ser uma alternativa ao tratamento restaurador invasivo nos casos em que a descoloração é mais profunda e não pode ser removida por microabrasão. Mesmo que todas as partes esbranquiçadas de uma lesão não desapareçam completamente, a técnica de infiltração permite geralmente melhorar consideravelmente o aspeto e disfarçar a descoloração do esmalte.[150,151]

A microabrasão do esmalte não é indicada se o doente tiver um selamento labial defeituoso, uma vez que os dentes estão sempre expostos ao ar e secam mais facilmente, pelo que não se forma uma película húmida sob o esmalte. Neste caso, o aspeto descolorido do dente é mais evidente e pode ser um sinal de que a microabrasão falhou. Recomenda-se, por isso, que estes pacientes sejam primeiro submetidos a tratamento ortodôntico e/ou terapia da fala.

Os principais factores que contribuem para o sucesso da microabrasão do esmalte são a localização e a profundidade da descoloração ou do defeito do esmalte. A alteração deve ser limitada ao esmalte, sem afetar a dentina. As descolorações mais profundas e opacas, como no caso da hipoplasia, não podem ser removidas por microabrasão e requerem uma abordagem de restauração. Um aparelho fotopolimerizador LED, posicionado no lado palatino ou lingual do dente, pode ajudar o dentista a examinar a coloração do esmalte. Isto ajuda a estimar a profundidade da lesão, uma vez que uma cor mais escura indica uma descoloração mais profunda. Também é importante realizar o diagnóstico em condições de humidade, uma vez que a diferença de índice de refração entre o ar e o esmalte é maior do que a diferença entre a água e o esmalte. Regra geral, as manchas brancas são mais visíveis nos dentes secos, pelo que uma lesão visível num dente húmido pode ser considerada mais profunda do que uma lesão visível apenas no esmalte seco.

Procedimento[148]

Um método de microabrasão ideal deve conseguir uma baixa perda de esmalte, sem danos na polpa ou nos tecidos periodontais e com resultados satisfatórios e duradouros num curto espaço de tempo clínico e sem incómodos para o paciente. A utilização de um copo de borracha acoplado ao mandril rotativo permite que a massa seja aplicada com precisão na superfície do esmalte, evitando salpicos e tornando o procedimento mais seguro, simples e rápido. Para a segurança do paciente, deve ser colocado um dique de borracha, mas isso pode ser difícil se os dentes ainda não estiverem completamente erupcionados. É também importante que o doente, o dentista e os assistentes usem proteção ocular durante o procedimento.

O número de aplicações pode variar consoante a gravidade da descoloração do esmalte. Para reduzir o tempo clínico, o esmalte pode ser primeiro "regularizado" utilizando uma broca fina de diamante com uma ponta pontiaguda para raspar ligeiramente a área afetada, conhecida como redução do macro-esmalte. Como parte deste procedimento, a aplicação da pasta micro-abrasiva pode ser reduzida a duas ou três aplicações, de modo a remover as manchas remanescentes e alisar a superfície do esmalte polido com o disco de diamante.[152] De seguida, recomenda-se o polimento da superfície micro-cortada com discos de feltro e pastas de polimento ou de flúor. A aplicação de um gel de fluoreto de sódio é igualmente recomendada para favorecer o processo de remineralização. Como a microabrasão do esmalte é uma técnica não invasiva, pode ser complementada por procedimentos de branqueamento. Este é muitas vezes necessário, uma vez que os dentes microabrasionados podem assumir uma tonalidade mais escura ou amarelada após o tratamento e o esmalte remanescente é mais fino, revelando a dentina mais claramente. O branqueamento também é indicado para reduzir o contraste entre as lesões brancas remanescentes e o dente.

da superfície. Em ambos os casos, recomenda-se uma baixa concentração de peróxido de carbamida, utilizando a técnica de branqueamento caseiro.

d. **Branqueamento**

Clareamento da cor do dente através da aplicação de um agente químico para oxidar a pigmentação orgânica do dente.

Mecanismos vitais de branqueamento

Os corantes são geralmente compostos orgânicos com cadeias conjugadas alongadas de ligações simples ou duplas alternadas, que contêm frequentemente heteroátomos, anéis de carbonilo e fenilo no sistema conjugado e são designados por cromóforos.

O branqueamento refere-se à degradação química dos cromogéneos. No branqueamento dentário vital, o agente ativo é o HP, que é geralmente fornecido sob a forma de HP ou CP nos produtos comerciais. O CP é um complexo estável que se decompõe em contacto com a água e liberta HP e ureia, pelo que a química destes agentes é idêntica à do HP. (Tischler A, 2006)

Fig. 5 Mecanismos de branqueamento vital

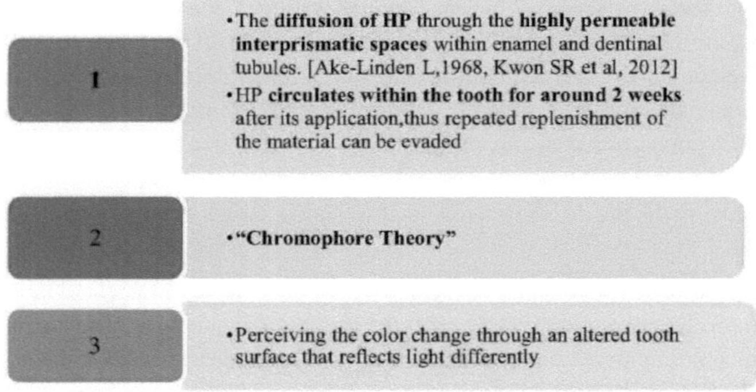

Composição dos agentes de branqueamento disponíveis no mercado

Ingredientes activos

1) Peróxido de hidrogénio-HP
2) Peróxido de carbamida-CP
3) O percarbonato de sódio é outra fonte de HP

Ingredientes inactivos

1) Espessante - Carbopol (carboxipolimetileno), Polyx

2) Agente de transporte - glicerina, propilenoglicol

3) Dispersante de surfactantes e pigmentos

4) Conservantes - benzoato de sódio e metilpropilparabeno

5) Sabores

6) Aditivos - *nitrato de potássio, fluoreto, ACP-CPP*

Seleção de pacientes para branqueamento

As indicações e contra-indicações são basicamente as mesmas para o branqueamento em consultório e em casa. O estilo de vida do paciente, a sensibilidade atual dos dentes, o tipo de coloração, a cor de base dos dentes e o tempo disponível para o branqueamento são factores importantes a ter em conta na escolha da técnica de branqueamento.

Os dentes amarelos sem patologia ou com patologia de desenvolvimento foram branqueados mais eficazmente. Em pacientes mais jovens, a extensão do branqueamento é maior e o género não tem influência significativa na reação de branqueamento. As manchas de tabaco e outras manchas castanhas respondem a tratamentos de branqueamento mais longos, uma vez que não são fáceis de branquear. Existe também uma correlação entre a esclerótica do olho e o dente a branquear. Se os dentes descoloridos forem mais claros do que a esclera, a probabilidade de sucesso é menor. (Greenwall L et al, 2001)

Técnicas de branqueamento

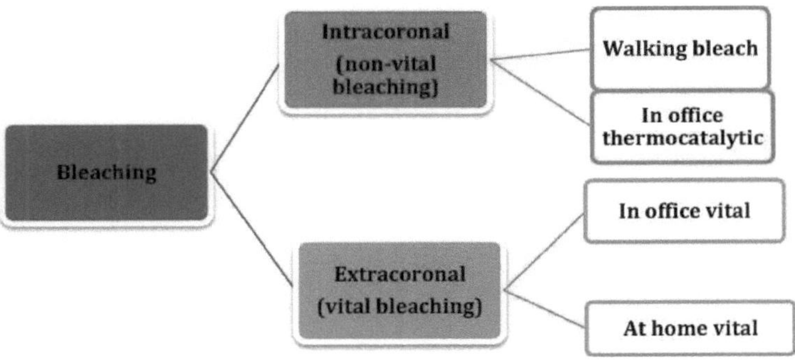

Fig. 6 Técnicas de branqueamento

Principais técnicas de branqueamento :

- É também conhecido como branqueamento em consultório, branqueamento com potência, laser, administrado/aplicado pelo dentista, assistido/supervisionado.
- Dependendo do grau de descoloração, existem diferentes técnicas para branquear os dentes vitais.
- No escritório
- Proteção da boca ou proteção durante a noite ou em casa

Indicações:-

- Ligeira descoloração do esmalte dentário
- Ligeira coloração de tetraciclina
- Coloração endémica devido a fluorose
- Descoloração devido à idade

Contra-indicações:

- Descoloração escura pronunciada
- Perda grave do esmalte dos dentes
- Proximidade dos cornos de celulose
- Dentes hipersensíveis
- Presença de cáries
- Restaurações coronais extensas/pobres

Arsenal de armas

- Dique de borracha
- Pasta Orabase
- Gaze
- 37% de ácido fosfórico
- Luz de aquecimento com reóstato
- 30-35% de peróxido de hidrogénio
- Pedras de polir

Técnica

- Tirar radiografias para determinar a presença de cáries, restaurações defeituosas e a proximidade dos cornos pulpares.
- Avaliar a cor dos seus dentes utilizando tabelas de cores, tirando fotografias em cada consulta.
- Aplique vaselina ou Oraseal e, em seguida, isole com um dique de borracha, utilizando fio dentário encerado ou widgets para uma vedação adicional. O fio dentário não encerado actua como um pavio e absorverá H2O2, podendo queimar o tecido.
- Evitar a utilização de agrafos metálicos, uma vez que são sensíveis ao calor e provocam sensibilidade.
- Não injetar um anestésico local.
  Colocar óculos de proteção nos olhos do doente e do operador.
- Limpar a superfície do esmalte com pedra-pomes e água.
- Picar as áreas mais escuras ou sujas com ácido fosfórico a 37% durante 60 segundos, lavar e secar.
- Verter uma pequena quantidade de uma solução de H2O2 a 30-35% num recipiente em forma de cúpula. Aplique o líquido de H2O2 nas superfícies labiais dos dentes utilizando

uma pequena bola de algodão ou um pedaço de gaze. Também pode utilizar um gel branqueador em vez da solução, o que lhe permite um melhor controlo.

- Aplicar calor utilizando um aquecedor ou uma fonte de luz (a uma distância de 13-15 polegadas, ou seja, 33-38 cm dos dentes do doente). A temperatura deve ser controlada de modo a que o doente não sinta desconforto, geralmente entre 52°C e 60°C. O paciente deve ser informado sobre a utilização do calor.
- Se necessário, humedecer novamente a superfície do esmalte com H2O2. Se o dente ficar demasiado sensível, interromper imediatamente o processo de branqueamento. Não utilizar durante mais de 30 minutos, mesmo que os resultados não sejam satisfatórios.
- O aquecimento pode ser efectuado utilizando um aquecedor elétrico controlado por termóstato ou um instrumento de aço inoxidável aquecido sobre uma chama, como o Woodson n.º 2.
- Polir os dentes com pedras de shofu. Aplicar gotas de flúor durante 2 a 3 minutos.

Instruções pós-operatórias

Evitar bebidas ácidas, fruta, chá, café e tabaco durante 48 horas após o branqueamento.

- Evite a desilusão, pois corre o risco de voltar a cair na sombra.
- Quanto mais rápida for a queda da sombra, maior será o ressalto.
- Quando os dentes são branqueados no dentista, a cor regride normalmente cerca de meio tom na semana ou 10 dias após o branqueamento.

Sensibilidade pós-operatória

A sensibilidade dentária durante o branqueamento é a reação adversa mais frequentemente notificada. Estudos relataram que a sensibilidade dos pacientes durante o branqueamento varia entre 18% e 78%, quer sejam tratados em casa ou num consultório dentário. (Tredwin CJ et al., 2006). As observações clínicas levam à conclusão de que esta sensibilidade é temporária e não tem efeitos a longo prazo. Para reduzir a sensibilidade, pode ser recomendada uma pasta dentífrica dessensibilizante à base de nitrato de potássio, utilizando uma escova de dentes de dureza média. As moldeiras de branqueamento podem ser preenchidas com pasta dentífrica contendo nitrato de potássio a 5% e usadas durante 10 a 30 minutos por dia durante 2 semanas antes de iniciar o tratamento. Pode deitar-se nitrato de potássio a 5% com uma seringa profissional nas moldeiras de branqueamento ou podem recomendar-se moldeiras de branqueamento pré-preparadas com nitrato de potássio durante o branqueamento e utilizá-las para alívio imediato. O ACP-CPP pode ser aplicado na superfície do dente após o branqueamento no bloco operatório. A ACP-CPP pode ser inserida na moldeira e usada durante 3 minutos para reduzir a sensibilidade e aumentar o brilho. Pode também ser aplicado um gel fluoretado neutro.

Cuidar dos dentes branqueados

Recomenda-se que os doentes utilizem uma pasta de dentes branqueadora e fio dentário com uma escova de dentes eléctrica. Os alimentos, bebidas e hábitos que mancham os dentes devem ser evitados. As mulheres são aconselhadas a usar um batom de tom mais claro para que os seus dentes pareçam mais brancos. A refrescagem é essencial para restaurar a cor. Consoante a recidiva, recomenda-se a renovação após 6 meses ou após um ou dois anos.

O Demetron 501 (Kerr Dental Ltd, Peterborough, Reino Unido) tem sido utilizado para ativar muitos sistemas de branqueamento diferentes, como o Pola Office (SDI, Victoria 3153, Austrália) e o Quick White Net (DMDS UK, Canterbury, Reino Unido).

A luz no modo de branqueamento é aplicada durante 30 s/dente; a aplicação consiste em três passos

Passes de 10 minutos.

Produtos como o Opalescence Xtra (Ultradent Products, South Jordan, Utah, EUA) contêm caroteno misturado com o agente branqueador, que converte a energia da luz em calor. Este calor aumenta a subsequente degradação do HP em radicais livres, aumentando a sua atividade (Jorgensen MG et al., 2002).

Laser de díodo

Cerca de 35-50% HP pode ser utilizado para o branqueamento dos dentes em combinação com lasers de díodo de 830 nm ou 980 nm. O corante azul contido no pó absorve a energia térmica da fonte de luz e aquece o gel, resultando numa maior degradação e, por conseguinte, numa maior atividade. Foram utilizadas três passagens de 10 minutos com uma energia de 1-2 W durante 30 s/dente. A proteção dos olhos é essencial quando se utilizam lasers.

TIPOS DE SISTEMAS DE BRANQUEAMENTO DE CAPITAIS

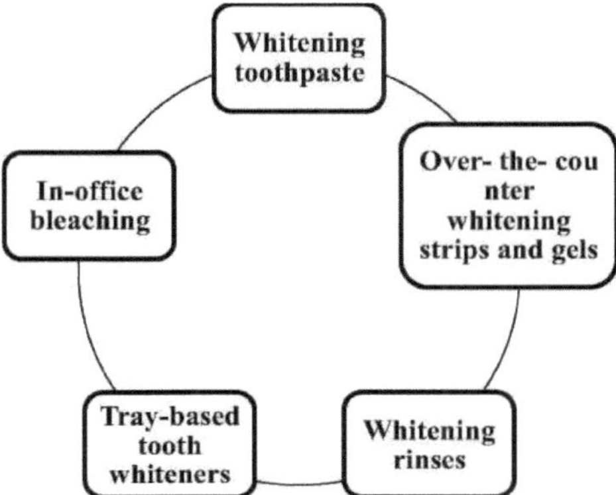

Fig. 7 Tipos de sistemas de desbaste

As pastas branqueadoras contêm maiores quantidades de abrasivos e detergentes, o que as torna muito eficazes na remoção de manchas externas e melhoram consideravelmente o aspeto dos dentes, mas não a cor subjacente.

Algumas pastas de dentes branqueadoras contêm uma baixa concentração de CP ou HP, que pode clarear o dente em um ou dois tons (Carey CM, 2014).

A tecnologia de dois compartimentos permite que o HP seja absorvido pela pasta de dentes. O produto permite a adição de 1% de HP e só é estável quando separado e misturado na escova.

Para melhor compreender a aplicação da ciência da cor, o azul covarine é incorporado numa pasta de dentes de sílica, tornando o dente mensurável e visivelmente mais branco [Joiner A. 2009].

Tiras e géis de clareamento de venda livre

As tiras são camadas finas de gel de 5,3% ou 6,5% HP em tiras de polietileno, formadas para cobrir os dentes anteriores de canino a canino. As tiras de 5,3% são aplicadas duas vezes por dia durante 30 minutos e as tiras de 6,5% HP são aplicadas durante 30 minutos num único dia e utilizadas durante 14 dias. Como não há necessidade de dosear as tiras, evitam-se erros nesta fase e as tiras são facilmente descartadas após cada aplicação. Os géis branqueadores contêm peróxido, que é aplicado diretamente na superfície dos dentes com escovas especiais. Devem ser utilizados duas vezes por dia, durante 20 a 30 minutos, durante 14 dias. As escovas são eliminadas de acordo com as instruções do fabricante, o que reduz a contaminação microbiana e a inativação do peróxido.

Bochechos branqueadores

A irrigação contém HP que reage com as manchas e clareia o dente em 1 a 2 tons (Carey CM, 2014). Os fabricantes recomendam o enxaguamento duas vezes por dia, durante 60 segundos de cada vez, durante 3 meses.

4. Abordagem global

Pode ser necessária uma restauração coronal com compósitos de resina, coroas de policarbonato, facetas laminadas ou coroas de porcelana. Se houver suspeita de DDE grave num dente em erupção, recomenda-se uma restauração temporária do defeito com ionómero de vidro ou compósito o mais rapidamente possível, 155
porque a deterioração progressiva da substância dentária não pode ser prevista.

O tratamento de dentes anteriores e posteriores com DDE e MIH pode não diferir da mesma forma devido a diferentes requisitos estéticos e mecânicos. Para além disso, o tratamento de dentes com flúor, AI e DI pode exigir modificações ao tratamento recomendado para MIH.

O tratamento da HIM pode depender da gravidade da lesão. No caso da HIM, foi estabelecida uma correlação clara entre a cor histológica e a porosidade, o conteúdo mineral e a profundidade. Os defeitos castanho-amarelados tendem a ser mais profundos e estendem-se desde a junção dentina-esmalte até à superfície do esmalte, enquanto os defeitos branco-creme tendem a ser menos porosos e de profundidade variável, tipicamente restritos ao esmalte interior. Na maioria dos tipos de DDE e MIH, os defeitos cervicais e 155
as camadas mais superficiais do esmalte são geralmente mais mineralizadas.

Para os dentes da frente

a. Facetas

A palavra estética implica beleza, naturalidade e uma aparência jovem em relação à idade. A medicina dentária cosmética criou novas dimensões na prestação de serviços de estética e reabilitação funcional. Como as exigências estéticas e a consciencialização dos pacientes têm aumentado ao longo dos anos, é essencial que os clínicos desenvolvam melhores modalidades de tratamento para alcançar um padrão de tratamento mais elevado, utilizando materiais de nova geração e procedimentos clínicos melhorados. Embora existam opções de tratamento como a remoção de manchas superficiais, branqueamento, micro ou macroabrasão, facetas e coroas de porcelana, uma abordagem conservadora como as facetas preserva o máximo possível do dente natural. As facetas completas são recomendadas para restaurar defeitos localizados ou áreas de descoloração intrínseca causadas por descoloração interna mais profunda ou defeitos do esmalte. As facetas indirectas são muito menos sensíveis do que a técnica cirúrgica e, se for necessário cobrir vários dentes, as facetas indirectas podem normalmente ser colocadas muito mais rapidamente. As facetas indirectas duram muito mais tempo do que as facetas diretas. É por isso que, em muitos casos, as facetas indirectas são mais vantajosas do que as facetas diretas. A técnica é simples, pouco dispendiosa e demorada. As restaurações de compósito fabricadas indiretamente são frequentemente recomendadas para crianças e adolescentes como tratamento temporário até os dentes terem erupcionado completamente e atingido o comprimento total da coroa clínica.

b. Laminado

A escolha dos laminados foi feita para limitar o tratamento aos dentes anteriores superiores porque (1) os dentes inferiores eram pouco visíveis durante a fala e o sorriso, (2) a economia era um grande problema, (3) a sobremordida mínima não permitia margem suficiente para a espessura do laminado e (4) o corte dos dentes anteriores superiores seria maior e mais frequente e aumentaria a probabilidade de perda do laminado.

Procedimento:

O procedimento envolve as seguintes etapas: 1. instruções de higiene oral, 2. profilaxia dentária. 3. escolha da cor dos dentes protéticos de resina. 4. são efectuadas impressões em alginato para os modelos de trabalho. 5. os modelos são enviados para um laboratório dentário. O técnico do laboratório seleciona um molde adequado e mói a superfície lingual rebaixada até ficar apenas uma concha de rótulo. A resina não deve ultrapassar a margem gengival ou o bordo incisal, e o lado gengival do inlay deve terminar em ponta de faca. O modelo é pintado com um agente de libertação, o laminado é condicionado com monómero de metacrilato de metilo e revestido contra o modelo com uma mistura de resina da mesma cor que o dente. Os excessos são removidos e o laminado é polido. Se desejar, o seu dentista pode efetuar estes passos. Isolar os dentes com espaçadores de bochecha ou rolos de algodão e limpá-los com pedra-pomes. Na cadeira, cada faceta é ajustada para corresponder ao contorno da linha da gengiva, à largura correta e à extensão incisal. A parte de trás de cada faceta é limpa e condicionada durante um minuto com monómero de metacrilato de metilo para remover impurezas como óleos, depósitos ou agentes de libertação. As superfícies de inscrição dos dentes são gravadas com ácido de acordo com as instruções do fabricante, depois enxaguadas e completamente secas ao ar. 10. Interpor tiras de celuloide para evitar a aderência e aplicar uma fina camada de agente adesivo nos dentes e na parte de trás das facetas. Aplicar o compósito no interior das facetas e pressionar ligeiramente. Acabar os bordos com pedras brancas, discos de lixa ou tiras de acabamento.

Todo o procedimento pode ser efectuado num tempo relativamente curto na cadeira, uma vez que o técnico de laboratório pode fazer a maior parte dos ajustes ao laminado. Embora os laminados possam ocasionalmente partir-se ou desgastar-se, este procedimento permite que sejam facilmente substituídos ou recolocados. O reverso das facetas laminadas deve ser limpo e condicionado com monómero de metacrilato de metilo para reduzir a frequência dos defeitos de retenção. Chalkley demonstrou que o monómero de metacrilato de metilo só deve ser aplicado durante um minuto, uma vez que uma aplicação prolongada provoca o amolecimento do suporte do folheado. Apesar do ajuste correto do dique de bota, foi demonstrado que a utilização de métodos de isolamento alternativos, tais como o espalhador de bochechas ou rolos de algodão, tornaria todo o processo mais fácil.

As instruções pós-tratamento incluem (1) a garantia de que a sensação de dentes maiores é temporária, (2) a insistência na necessidade de uma higiene oral cuidadosa para prevenir a gengivite e a descoloração, (3) evitar hábitos dentários, tais como o uso de lápis ou de resina para os dedos, que tem sido utilizada porque tem melhores propriedades de fluidez e torna as facetas mais fáceis de colocar.

A utilização de veias laminadas é um tratamento económico, conservador e reversível que oferece benefícios estéticos imediatos. Os investigadores relataram um estudo de dois anos em que esta técnica foi utilizada e mostrou uma excelente retenção e estética.

c. Coroas em banda para dentes anteriores

Em casos de HIM com lesões grandes e profundas de cor castanha-amarelada, é aconselhável remover o esmalte defeituoso com instrumentos rotativos e desbastar o esmalte cervical antes de colar com um sistema de primário autocondicionante. [55] Quando os defeitos afectam as superfícies proximais, **as coroas com bandas de celuloide** oferecem uma estética e retenção adequadas. No caso de MIH, é preferível utilizar um sistema de colagem com primário autocondicionante. [55] No caso da AI hipoplásica, recomenda-se o pré-tratamento com hipoclorito de sódio (NaOCl) a 5% para remover a proteína que envolve a apatite hidroxilada.[156-157] Em seguida, é utilizado um sistema de ligação de primário autocondicionante.

No caso de dentes fluoretados severamente descoloridos, a aplicação de HCl a 12% seguida de NaOCl a 5% pode dissolver a camada calcificada sobre o esmalte fluoretado e expor o material orgânico remanescente para dissolução. Este processo pode melhorar tanto a estética como a adesão das resinas compostas aos dentes. [158159,160]É de esperar uma redução na adesão e a restauração com policarbonato ou coroas fundidas pode ser mais durável: (1) quando os defeitos de esmalte são extensos na HIM e as coroas com bandas de celuloide não são uma solução durável; e (2) na AI hipoplásica grave (ex. subtipos: hipoplásico Id-suave, autossómico dominante, homens com subtipo hipoplásico Ie-suave, X-cromossómico dominante, a maioria dos casos com hipomaturação, IA, IA hipo-calcificado). Isto é particularmente verdadeiro quando as superfícies proximais são afectadas. Os doentes com IA tendem a ter uma recessão precoce dos cornos pulpares; este facto, juntamente com a preparação mínima necessária, permite restaurações com coroas provisórias/permanentes numa idade jovem.

A técnica direta inclui: (1) preparação mínima do dente; (2) colocação de uma coroa pré-fabricada de policarbonato, revestida com resina acrílica, se necessário; e (3) cimentação com GIC.

Em alternativa, a coroa pode ser feita no consultório utilizando resina acrílica de secagem rápida. A técnica indireta envolve: (1) uma preparação mínima do dente, (2) a realização de uma impressão e (3) a cimentação de uma coroa provisória de policarbonato ou acrílico. Uma coroa de resina é (1) fabricada no laboratório, (2) revestida, (3) ajustada, se necessário, na boca do paciente e (4) cimentada com GIC.

As coroas intermédias de policarbonato: (1) são menos sensíveis à técnica e menos dispendiosas do que as restaurações em gesso; (2) requerem menos colaboração e tempo para a colocação; (3) preservam o comprimento da arcada e as dimensões verticais; e (4) ajudam a melhorar a higiene oral, a função e a estética.

Apresenta excelentes resultados a longo prazo em casos graves de AI e ID, tanto na dentição decídua como na permanente. O GIC é recomendado para cimentação porque tem: (1) propriedades de libertação de flúor e de enriquecimento de flúor numa fase posterior; e (2) propriedades de adesão melhoradas. Estas propriedades podem ser vantajosas em casos de elevada hipomineralização, uma vez que aumentam a resistência a cáries secundárias e reduzem a sensibilidade térmica.

Sempre que possível, devem ser utilizadas coroas de porcelana, uma vez que são menos propensas à formação de tártaro.

c. Coroa em aço inoxidável[162]

As coroas de aço inoxidável têm sido consideradas a restauração mais eficaz e eficiente para tratar a sensibilidade dentária e restaurar molares primários e permanentes severamente danificados em crianças. As coroas de aço inoxidável podem ser colocadas com uma preparação mínima, preservando o máximo possível da estrutura dentária, em preparação para o tratamento definitivo subsequente. No entanto, as coroas de aço inoxidável não têm bordos perfeitamente ajustados, pelo que a sua utilização a longo prazo em dentes permanentes tem de ser cuidadosamente avaliada. Para obter bordos personalizados, as coroas de gesso são uma alternativa viável para os dentes posteriores.

Os molares primários e permanentes devem ser restaurados o mais rapidamente possível com coroas de aço inoxidável (SSC):

- Preservar a integridade e a vitalidade dos dentes;
- reduzir a sensibilidade dentária; e
- Estabelecer relações interproximais e oclusais corretas.
- As coroas Stain-Steel melhoram a higiene e a função oral ao :
    - o Menos sensíveis à tecnologia e mais caras do que as restaurações em ferro fundido;
    - o requerem muito pouco tempo de inserção; e
    - o Manter o comprimento do arco e as dimensões verticais.

d. Coroa de porcelana fundida em metal[162]

As coroas de porcelana fundida em metal (PFM) para dentes anteriores e posteriores são a restauração de eleição para pacientes com IA e têm um historial comprovado. As coroas de cerâmica também estão a ser consideradas para restaurações de dentes anteriores devido ao seu apelo estético. No entanto, estes tipos de coroas requerem uma redução considerável do tamanho do dente. Consequentemente, a utilização de PFM e coroas de cerâmica não é recomendada em dentes permanentes jovens devido à presença de polpa pesada e coroas clínicas curtas. Devem ser tiradas radiografias antes do tratamento de restauração para determinar quando é que estas restaurações podem ser utilizadas.

d. Coroas de zircónio -[162]

Nas últimas décadas, as melhorias nos cuidados dentários e nas técnicas de restauração permitiram à maioria de nós alcançar um sorriso ideal. Na maioria dos casos, trata-se de dentes fiéis ao modelo, resistentes à descoloração e à descoloração geral, e com uma força e funcionalidade próximas ou mesmo melhores do que as dos dentes originais. Nos últimos anos, as coroas de zircónio tornaram-se cada vez mais preferidas, uma vez que oferecem uma força competitiva e uma resistência à lascagem e à fratura (até cinco vezes mais forte do que todas as coroas de porcelana). Além disso, se uma coroa for corretamente mantida e tratada, a probabilidade de falhar é muito baixa em comparação com outros materiais. Entre os muitos avanços na medicina dentária cosmética, as coroas de zircónio ajudam a eliminar a temida linha preta quando as gengivas recuam ou as coroas têm um mau fecho dos bordos.

Seleção de casos para coroas de zircónio

Pode ser utilizada na maioria dos casos em que outras coroas pediátricas podem ser consideradas. As principais excepções são quando os dentes do paciente estão severamente comprimidos ou quando resta muito pouca substância dentária saudável, porque a zircónia tem excelentes propriedades de resistência e durabilidade.

Apesar de todas as vantagens, a relação custo/benefício do tratamento na zona posterior continua a ser a 162 escolha dos pais.

Tabela 14 A escolha do material para a coroa pode ser efectuada de acordo com

Material	***Aço inoxidável Coroa***	***Compósito Faixa***	***Policarbonato***	***Resina Chapeado***	***Dióxido de zircónio***
Benefícios	Durável, retentivo, económico, fácil de aparar e de contornar, adaptável à oclusão, tempo de preparação rápido, insensível à hemorragia ou à humidade	Excelente estética, custo moderado	Melhoria da estética, redução de custos	Boa estética, insensível a hemorragias	Durabilidade excecional, estética notável
Desvantagens	Estética deficiente, possível alergenicidade e outros sinais e sintomas	Tecnicamente sensível, baixa durabilidade	Técnica sensível	Custos mais elevados, tamanho limitado ou enrolamento da coroa	Custos elevados, incapacidade de produzir contornos, aumento do tempo de funcionamento

RESUMO

Os defeitos do esmalte dentário nos dentes decíduos e permanentes são muito comuns nas crianças, como observaram vários analistas, investigadores e cientistas. Existem diferentes classificações e índices para representar um defeito do esmalte dentário, uma vez que este engloba anomalias colossais do esmalte dentário. O índice modificado de anomalias do desenvolvimento do esmalte é um dos índices mais reconhecidos para classificar e graduar esta doença, de modo a encontrar a melhor opção de tratamento possível para o doente. Os defeitos do esmalte dentário podem ser amplamente classificados em tipos etiológicos: condições adquiridas que afectam o desenvolvimento do esmalte dentário, condições hereditárias da formação do esmalte dentário e condições sistémicas associadas. A literatura e a investigação têm demonstrado uma forte correlação entre doenças sistémicas como o baixo peso à nascença, a doença celíaca, lesões cerebrais, síndrome nefrótica e alergias e os defeitos do esmalte dentário. Também foi observada a colaboração com síndromes. Factores locais como infecções, cáries e descoloração extrínseca estão entre as manifestações clínicas da doença que aparecem na fase pós-eruptiva.

Por conseguinte, a recolha da história familiar, pré-natal, perinatal e oral do doente pode ser considerada um dos factores mais importantes na decisão do diagnóstico e do método de tratamento de cada doente. O diagnóstico pode ser clínico ou histológico, dependendo dos instrumentos disponíveis e dos conhecimentos e experiência do médico. Um aparelho de fluorescência quantitativa induzida por luz (QLF) é considerado um método de fácil utilização, reprodutível e fiável para quantificar a perda mineral no esmalte dentário. O tratamento da DDE envolve uma abordagem que recorre a várias disciplinas, incluindo: pedodontia, ortodontia, prótese e psicologia.

Os desafios clínicos enfrentados por um dentista pediátrico no tratamento de defeitos do esmalte dentário podem ser ultrapassados através de uma gestão abrangente, que inclui um acompanhamento ativo combinado com instruções de higiene oral e cuidados domiciliários reforçados. A avaliação de risco individual e o aconselhamento nutricional também desempenham um papel importante no tratamento. Nas crianças, são necessários cuidados preventivos e de restauração, uma vez que os defeitos estão presentes tanto na dentição decídua como na permanente. Abordagens invasivas e não invasivas, como aplicações de flúor, aplicações de CPP-ACP e selantes, são alguns dos métodos de tratamento que podem ser utilizados para tratar casos ligeiros de defeitos do esmalte dentário. A infiltração de resina, as micro-abrasões e o branqueamento ajudam a tratar a descoloração dos dentes devido a várias causas. No entanto, no caso de defeitos extensos do esmalte dentário, como a amelogénese imperfeita, o tratamento definitivo continua a ser uma coroa de superfície total. Entre as coroas, as facetas e as tiras de compósito são frequentemente utilizadas por razões estéticas nos dentes anteriores. Na região posterior, no entanto, a coroa de aço inoxidável continua a ser o padrão de ouro, uma vez que tem de ser feita de uma forma menos conservadora e demora menos tempo na cadeira de dentista. Com os avanços nos materiais das coroas, as coroas revestidas a metal e a zircónia também estão a ser utilizadas em odontopediatria devido à sua durabilidade e biocompatibilidade, mas isto depende, em última análise, da decisão do dentista e da acessibilidade dos pais. O diagnóstico correto, a sensibilização, os materiais disponíveis, as técnicas e a eficácia do profissional nas diferentes modalidades de tratamento em cada caso de defeito do esmalte também podem influenciar o resultado do tratamento. Para um sucesso a longo prazo, é essencial um acompanhamento e cuidados cuidadosos.

Cada dente tem um Potencial de Luminosidade Inerente (ILP) para além do qual não se torna mais brilhante, apesar do tratamento adicional. Atualmente, não é possível prever o ILP através da observação dos dentes. É do interesse da medicina dentária e da saúde dos nossos futuros adultos determinar a duração e os padrões de concentração mais adequados para as crianças, dependendo da sua idade e dentição.

BIBLIOGRAFIA

1. Nanci A. Esmalte dentário: composição, formação e estrutura. In: Nanci A, ed. Ten Cate oral histology: development, structure and function. St. Louis: Mosby, 2008:141-190.
2. Uma visão geral do Índice de Distúrbios do Desenvolvimento do Esmalte Dentário (Índice DDE). Comissão de Investigação em Saúde Oral e Epidemiologia. Relatório de um grupo de trabalho da FDI. Int Dent J 1992;42:411-26.
3. Seow WK: Efeitos do nascimento pré-termo no crescimento e desenvolvimento oral. Aust Dent J 42:85-91, 1997.
4. Yonezu T, Hayashi Y, Sasaki J, Machida Y: Prevalência de anomalias dentárias congénitas da dentição decídua em crianças japonesas. Bull Tokyo Dent Coll 38:27-32, 1997.
5. Seow WK, Amaratunge A, Bennett R, Bronsch D, Lai PY: Saúde dentária de crianças aborígenes em idade pré-escolar em Brisbane, Austrália. Community Dent Oral Epidemiol 24:187190, 1996.
6. Needleman HL, Leviton A, Allred E: Defeitos macroscópicos do esmalte na região anterior - tipos, prevalência e distribuição. Pediatr Dent 13:208-16, 1991.
7. Silberman SL, Trubman A, Duncan WK, Meydrech EF: Um índice de hipoplasia simplificado. J Public Health Dent 50:282- 84, 1990.
8. Ainamo J: Um Índice Epidemiológico de Defeitos de Desenvolvimento do Esmalte Dentário (Índice DDE), Relatório Técnico FDI n.º 15, Int Dent J 32:159-66, 1982.
9. Kanchanakamol U, Tuongratanaphan S, Lertpoonvilaikul W, Chittaisong C, Pattanaporn K et al: Prevalência de defeitos de desenvolvimento do esmalte e de cáries dentárias em crianças tailandesas em idade pré-escolar. Community Dent Health 13:204-207, 1996.
10. Lukacs JR: Hipoplasia localizada do esmalte dos dentes caninos decíduos humanos: prevalência e padrão de expressão no Paquistão rural. Hum Biol 63:513-22, 1991.
11. Needleman HL, Allred E, Bellinger D, Leviton A, Rabinowitz M, Iverson K: Antecedentes e correlatos de defeitos hipoplásicos do esmalte dos incisivos primários. Pediatr Dent 14:158-66, 1992.
12. Fadavi S, Adeni S, Dziedzic K, Punwani I, Vidyasagar D: Os efeitos orais da entubação orotraqueal em crianças pré-escolares nascidas prematuramente. J Dent for Children Nov-Dez:420-24, 1992.
13. Bhat M, Nelson KB: Defeitos de desenvolvimento do esmalte nos dentes decíduos de crianças com paralisia cerebral, atraso mental ou deficiência auditiva: uma visão geral. Adv Dent Res 3:132-42, 1989.
14. Russell AL: O diagnóstico diferencial entre opacidades do esmalte que contêm flúor e que não contêm flúor. Journal of Public Health Dentistry 21:143-46, 1961.
15. Nation WA, Matsson L, Peterson JE: Defeitos de desenvolvimento do

esmalte dos dentes de leite num grupo de crianças da Califórnia. ASDC J Dent Child 54:330-34, 1987.

16. Needleman HL, Leviton A, Allred E: Defeitos macroscópicos do esmalte na região anterior - tipos, prevalência e distribuição. Pediatr Dent 13:208-16, 1991.

17. Li Y, Navia JM, Bian JY: Prevalência e distribuição de defeitos de desenvolvimento do esmalte dentário na dentição de leite de crianças chinesas com idades compreendidas entre os 3 e os 5 anos. Community Dent Oral Epidemiol 23:72-79, 1995.

18. McDonald S, Arkutu N, Malik K, Gadhia K, McKaig S. Gerir o paciente pediátrico com amelogénese imperfeita. Br Dent J 2012;212:425-428.

19. Kazoullis S, Seow WK, Holcombe T, Newman B, Ford D. Common dental diseases.

em relação à erosão dentária em crianças em idade escolar na Austrália. Pediatr Dent 2007;29:33-

39

20. Associação Dentária Australiana Inc. Declaração de política sobre a utilização de flúor; 8 de janeiro de 2013.

21. Ranjitkar S, Rodriguez JM, Kaidonis JA, Richards LC, Town- send GC, Bartlett DW. The effect of amorphous casein-calcium phosphopeptide on erosive abrasion of enamel and dentin by toothbrush abrasion (O efeito do fosfopeptídeo de fosfato de cálcio e caseína amorfa na abrasão erosiva do esmalte e da dentina por abrasão com escova de dentes). J Dent 2009;37:250-254.

22. Yengopal V, Mickenautsch S. Efeito preventivo da cárie do fosfopeptídeo de caseína - fosfato de cálcio amorfo (CPP- ACP): uma meta-análise. Ata Odontol Scand 2009;67:321- 332.

23. Kotsanos N, Kaklamanos E, Arapostathis K. Treatment management of first permanent molars in children with molar- incisor hypomineralisation. Pediatr Dent 2005;6:179-184.

24. Kilpatrick NM, Neumann A. Durabilidade da amálgama na restauração de cavidades de classe II em molares decíduos: uma revisão sistemática da literatura. Eur Arch Paediatr Dent 2007:5-13.

25. Yengopal V, Mickenautsch S. Efeito preventivo da cárie do fosfopeptídeo de caseína - fosfato de cálcio amorfo (CPP- ACP): uma meta-análise. Ata Odontol Scand 2009;67:321- 332.

26. Chadwick BL, Evans DJ. Restauração de cavidades de classe II em molares primários com cimentos de ionómero de vidro convencionais e modificados por resina: uma revisão sistemática da literatura. Eur Arch Paediatr Dent 2007;8:14-21.

27. Opsahl Vital S, Gaucher C, Bardet C, et al. Os defeitos da dentina dentária reflectem doenças genéticas que afectam a mineralização óssea. Bone 2012;50:989-997.

28. Kindelan SA, Day P, Nichol R, Willmott N, Fayle SA. Diretrizes clínicas nacionais para dentisteria pediátrica no Reino Unido: coroas pré-formadas de aço inoxidável para cuidados primários.

Dentes posteriores. Int J Paediatr Dent 2008;18:20-28.

29. Kwok-Tung L, King NM. Tratamento restaurador da amelogénese imperfeita na dentição mista. J Clin Pediatr Dent 2006;31:130-135.
30. Seow WK. A aplicação da separação de dentes na pedodontia clínica. J Dent Child 1984;51:428-430.
31. Seow WK, Latham SC. O espetro de manifestações dentárias no raquitismo resistente à vitamina D: implicações para a gestão. PediatrDent 1986;8:245-250.
32. Via WF Jr. Defeitos do esmalte causados por trauma durante a formação do dente. Oral Surg Oral Med Oral Pathol 1968;25:49-54.
33. Suckling GW. Defeitos de desenvolvimento do esmalte dentário. Adv Dent Res 1989;3:87-94.
34. WeerheijmKL. Hipomineralização dos incisivos molares (MIH). Eur J Pediatr Dent 2003;115-21.
35. AlQahtani SJ, Hector MP, Liversidge HM. Breve comunicação: O atlas de Londres do desenvolvimento e erupção dentária humana. Am J Phys Anthropol. 2010;142(3):481-90.
36. Springer-Verlag Berlin Heidelberg 2015 15 B.K. Drummond, N. Kilpatrick (eds.), Planning and Care for Children and Adolescents with Dental Enamel Defects: Etiology, Research and Contemporary Management, DOI 10.1007/978-3-662-44800-7_2
37. Backman B, Holm AK. Amelogenesis imperfecta: prevalência e incidência num distrito do norte da Suécia. Community Dent Oral Epidemiol 1986;14:43-7.
38. (Goodman & Rose, 1990 ; Moggi-Cecchi & Crovella, 1991 ; Hillson, 1996, 2005 ; Guatelli-Steinberg, 2000, 2003 ; Skinner & Hopwood, 2004 ; King et al. 2005 ; Schwartz et al. 2006 ; Witzel et al. 2008)
39. Dobney & Ervynck, 2000; Dobney et al. 2004; Witzel et al. 2006) e girafas (Franz-Odendaal, 2004).
40. Ford D, Seow WK, Kazoullis S, Holcombe T, Newman B. Um estudo controlado dos factores de risco para a hipoplasia do esmalte na dentição permanente. Pediatr Dent 2009;31:382- 388.
41. Whatling R, Fearne JM. Hipomineralização dos incisivos molares: um estudo dos factores etiológicos num grupo de crianças britânicas. Int J Paediatr Dent 2008;18:155- 162.

42. Rugg-Gunn AJ, Al-Mohammadi SM, Butler TJ. Malnutrition and impaired tooth enamel development in Saudi boys aged 2-6 years. Caries Res 1998;32:181-192.
43. Al-Salehi SK, Dooley K, Harris IR. Restauração da função e estética num paciente previamente tratado para amelogénese imperfeita. Eur J Prosthodont Rest Dent 2009;17:170-6.
44. Stern BM. Uma abordagem multidisciplinar para a reabilitação funcional e estética de amelogénese imperfeita e deformidade oclusal aberta: um relato de caso. J Esthet Restor Dent 2010;22:282-96.
45. Aldred MJ, Crawford PJM, Savarirayan R: Amelogénese imperfeita - uma classificação e um catálogo para o século XXI. Oral Dis. 2003; 9: 19-23
46. Ayers KM, Drummond BK, Harding WJ, Salis SG, Liston PN. Amelogénese imperfeita - Gestão multidisciplinar do início da doença na idade adulta. Visão geral e relato de caso. N Z Dent J 2004;100:101-4.
47. Toksavul S, Ulusoy M, Turkun M, Kumbuloglu O. Amelogénese imperfeita: a abordagem multidisciplinar. Relato de um caso. Quintessence Int 2004;35:11-4.
48. Rios SA. Correção de classe II para um par de crescimento hiperdivergente bilateral grave

Mordida aberta e compromisso oral. Angle Orthod 2005;75:870-80.

49. Kuroda S, Sakai Y, Tamamura N, Deguchi T, Takano-Yamamoto T. Tratamento

de mordida aberta anterior grave com ancoragem esquelética em adultos: comparação com os resultados da cirurgia ortognática. Am J Orthod Dentofacial Orthop 2007;132:599- 605.

50. Noble J, Karaiskos N, Wiltshire WA. Diagnóstico e tratamento clínico de crianças com displasia esquelética de classe III. Gen Dent 2007;55:543-7.
51. Nicodemo D, Pereira MD, Ferreira LM. Resultado da cirurgia ortognática para classe II.

III na qualidade de vida medida pelo SF-36. Int J Oral Maxillofac

Surg 2008;37:131-4.

52. Finn SB. Dentição opalescente hereditária. I. Uma análise da literatura sobre anomalias hereditárias da cor dos dentes. J Am Dent Assoc 1938;24:1240-9.
53. Wright JT, Hart TC, Hart PS, et al. Fenótipos do esmalte humano e murino resultantes

de mutação ou expressão alterada de AMEL, ENAM, MMP20 e KLK4. Cells Tiss Organs 2009;189:224-229.

54. Riordan PJ. Dental fluorosis, dental caries and fluoride exposure in 7-year-old children. Caries Res 1993; 27: 71-77.

55. Pendrys DG. Risco de fluorose do esmalte em populações não fluoretadas e otimamente fluoretadas: considerações para o dentista. J Am Dent Assoc 2000; 131: 746-755.

56. Mascarenhas AK. Factores de risco para a fluorose dentária: uma visão geral da literatura atual. Pediatr Dent 2000; 22: 269-277.

57. Conselho Nacional da Saúde e da Investigação Médica. Uma revisão sistemática da eficácia e

Safety of fluoridation (Segurança da fluoretação). Canberra: NHMRC, 2007. https://www. nhmrc.gov.au/guidelines-publications/ eh41 (acedido em outubro de 2015).

58. Riordan PJ. Percepções da fluorose dentária. J Dent Res 199; 72: 1268-1274.

59. Aoba T, Fejerskov O. Dental fluorosis: chemistry and biology (Fluorose dentária: química e biologia). Crit Rev Oral Biol Med 2002; 13: 155-170.

60. Seow WK. Comparação de defeitos de esmalte no leite e na dentição permanente de crianças de um distrito com baixo teor de flúor na Austrália. Pediatr Dent 2010;33:207-212.

61. Herman SC, McDonald RE. Hipoplasia do esmalte em crianças com paralisia cerebral. J Dent Child 1963;30:46-49.

62. Martinez A, Cubillos P, Jim enez M, Brethauer U, Catal an P, Gonz alez U. Prevalência de defeitos de desenvolvimento do esmalte em crianças com atraso mental. J Dent Child 2002;69:151- 155.

63. Seow WK. Efeitos do nascimento pré-termo no crescimento e desenvolvimento oral. Aust Dent J 1997;42:85-91.

64. Seow WK, Brown JP, Tudehope IA, O'Callaghan M. Defeitos dentários na dentição decídua de bebés prematuros com baixo peso à nascença e ricochetes neonatais. Pediatr Dent 1982;6:89-92.

65. Seow WK, Humphrys C, Tudehope DI. Aumento da prevalência de defeitos dentários em bebés prematuros de baixo peso à nascença: um estudo controlado. Pediatr Dent 1987;9:221-225.

66. Seow WK, Masel JP, Weir C, Tudehope DI. A deficiência mineral na patogénese da hipoplasia do esmalte dentário em bebés pré-natais com muito baixo peso à nascença. Pediatr Dent 1989;11:297-302.

67. Seow WK, Brown JP, Tudehope IA, O'Callaghan M. Defeitos de desenvolvimento na dentição primária de bebés com baixo peso à nascença: efeitos adversos da laringoscopia e da intubação endo-traqueal prolongada. Pediatr Dent 1984;6:28- 31.

68. Majorana A, Bardellini E, Ravelli A, Plebani A, Polimeni A, Campus G. Implicações do período de exposição ao glúten, formas clínicas da DC e tipagem HLA na associação entre doença celíaca e defeitos do esmalte dentário em crianças. Um estudo de caso-controlo. Int J Paediatr Dent 2010;20:119-124.

69. P aez EO, Lafuente PJ, Garc ia PB, Lozano JM, Calvo JCL. Prevalência de defeitos do esmalte dentário em pacientes com doença celíaca com dentição decídua: um estudo piloto. Oral Surg Oral Med Oral Pathol Oral Radiol Endod 2008;106:898-902.

70. Koch MJ, Buhrer R, Pioch T, Sch€arer K. Hipoplasia do esmalte dos dentes decíduos na insuficiência renal crónica. Pediatr Nephrol 1999;13:68-72.

71. Oliver WJ, Owings CL. Esmalte hipoplásico associado à síndrome nefrótica. Pediatrics 1963;32:399-406.

72. Seow WK, Shepherd R, Ong TH. Manifestações orais de doença hepática terminal e transplante de fígado: implicações para os cuidados dentários. J Dent Child 1991;58:474-480.

73. Patterson M, Davies H. Syphilis (Treponema pallidum). In: Nelson Textbook of Pediatrics. 19ª edição. Philadelphia, PA: Saunders Elsevier, 2011. secção 8, capítulo 210.

74. Bronckers ALJJ, Lyaruu DM, DenBesten PK. The influence of fluoride on ameloblasts and mechanisms of enamel fluoridation (A influência do flúor nos ameloblastos e mecanismos de fluoretação do esmalte). J Dent Res 2009;88:877- 893.

75. Seow WK. Hipoplasia do esmalte na dentição de leite: uma visão geral. J Dent Child 1991;58:441-452.

76. Seow WK. Hipoplasia do esmalte na dentição de leite: uma visão geral. J Dent Child 1991;58:441-452.

77. Hong L, Levy SM, Warren JJ, Dawson DV, Bergus GR, Wefel JS. Relação entre o uso de amoxicilina na primeira infância e o desenvolvimento de defeitos no esmalte dentário. Arch Pediatr Adolesc Med 2005;159:943-948.

78. Rebecca L. Prevalência de hipoplasia do esmalte e opacidades isoladas na dentição de leite. Academia Americana de Odontopediatria, Odontopediatria - 23:1, 2001

79. Chhavi Jindal. A prevalência dos defeitos de desenvolvimento do esmalte num grupo de crianças indianas de 8-15 anos com perturbações do desenvolvimento; Journal of Clinical and Diagnostic Research. 2011 junho, Vol-5(3) : 669-674

80. Parikh, D.R., Ganesh, M., Bhaskar, V. Prevalência e caraterísticas da hipomineralização dos incisivos molares (MIH) na população infantil

residente em Gandhinagar, Gujarat, Índia. European Archives of Paediatric Dentistry,Feb, 2012 Fonte Volume : 13 Fonte Edição : 1

81. ·Vanessa Resende Nogueira Cruvinel Prevalência de defeitos de esmalte dentário e fatores de risco associados em ambas as dentições em bebês pré-termo e a termo. Journal of Applied Oral Science, J. Appl. Oral Sci. vol.20 no.3 Bauru maio/junho 2012
82. Shubha Arehalli Bhaskar, Sapna Hegde. Hipomineralização de molares e incisivos: prevalência, gravidade e caraterísticas clínicas em crianças com idades compreendidas entre os 8 e os 13 anos em Udaipur, Índia; Journal of Indian Society of Paedodontics and preventive Dentistry,2014:32(4)322-329
83. Sakeenabi Bashal, Roshan Noor Mohamed, Hiremath Shivalinga Swamy: Prevalência e factores associados aos defeitos de desenvolvimento do esmalte dentário na dentição decídua e permanente. Vol. 13 - No. 3 - setembro, 2014
84. Suzely Adas Saliba MOIMAZ Orlando; Fluorose dentária e seu impacto na vida das crianças.Braz Oral Res 2015;29(1):1-7
85. J. Clarkson;Overview of terminology, classifications and indices of developmental defects of dental enamel. Adv Dent Res 1989;3(2):104-109
86. Janice F.L. Pimlo, Tooth enamel defects in low birth weight premature infants; Pediatric Dentistry: september1985/Vol. 7No.3
87. L. Pascoe, W. Kim Seow; Enamel Hypoplasia and Dental Caries in Australian Aboriginal children: prevalence and correlation between the two diseases. Pediatric Odontology May/June 1994 - Volume 16, Número 3
88. M. Bossu, A. Bartoli, G. Hipoplasia do esmalte em crianças celíacas: um potencial marcador clínico de diagnóstico precoce; European Journal Of Paediatric Dentistry 1/2007
89. [1]Silberman SL , Trubman A, Duncan WK, Meydrech EF,,, Um índice de hipoplasia simplificado.J Public Health Dent. 1990 Summer;50(4):282-4.
90. [th]McDonald e Avery Dentistry for Child and Adolescent- 9 edition; Capítulo 7; Distúrbios adquiridos e de desenvolvimento dos dentes e estruturas orais associadas.
91. Golpaygani VM, Mehrdad K, Mehrdad A, Ansari G. Uma avaliação da taxa de cáries dentárias entre dentes hipoplásicos e normais: um estudo de controlo de casos. Res J Biol Sci 2009;4:537-41.
92. Orphanet Journal of Rare Diseases ; Amelogenesis imperfect ; BioMed Central Ltd. 2007
93. ·P.W. Caufield, Y. Li, e T.G. Bromage Hipoplasia precoce grave associada à doença de Parkinson.

Cáries em crianças - uma proposta de definição J Dent Res 91(6):544-550, 2012

94. Odontopediatria: maio/junho de 1994 - Volume 16, Número 3
95. M. Bossu et al, Enamel hypoplasia in coeliac children: a potential clinical marker of early diagnosis; European J Pedia Dent/2007 (31-37)
96. Norma Suely Falcao de Oliveira Melo , Regina Paula Guimaraes, Vieira Cavalcante da Silva, Antonio Adilson Soares de Lima. Dentes verdes em recém-nascidos.PediatriaPolska90(2015)155-160
97. A. Fayle / Maxine A. Pollard. Porfiria eritropoiética congénita - Manifestações orais e tratamento dentário em crianças: relato de um caso. Ouintessence Int*j994:25:551-5*
98. Bhavasar R, Santoshkumar G, Prakash BR. Eritrodontia na porfiria eritropoiética congénita. J Oral Maxillofac Pathol 2011;15:69-73
99. Borum MK, Andreasen JO. Consequências do traumatismo dos incisivos superiores primários. I. Complicações na dentição primária. Endod Dent Traumatol 1998;14:31-44.
100. Sabel N, Klinberg G, Dietz W, Nietsche S, Noren JG. Exame microscópico eletrónico polarizado e de varrimento da hipoplasia do esmalte na dentição com lactato. Int J Pediatr Dent 2010;20:31-6.
101. P. R. Geetha priya, John b. John, indumathi Elango; Turner's hypoplasia and non-vitality: a case report of sequelae in permanent dentition; Contemporary Clinical Dentistry | Oct-Dec 2010 | Vol 1| Issue 4
102. Broadbent JM, Thomson WM, Williams SM. As cáries nos dentes de leite predizem defeitos de esmalte nos dentes permanentes? Um estudo longitudinal. J. Dent Res 2005;84:260-4.
103. Kalra N. Consequências de infecções pulpares negligenciadas em molares decíduos.

Endodontologia 1994;6:19-23.
104. Baurer WH. Effect of Periapical processes of deciduous teeth on the buds of permanent teeth, Am J Ortho 32:232-241,1946.
105. John I. Ingle, Leif K. Bakland - Endodontia. 6ª edição 2008
106. Manuel ST, Abhishek P, Kundabala M, Etiologia da coloração dentária - uma visão geral. Nig Dent J Vol 18 No. 2 julho - Dez 2010
107. H. Kierdorf, C. Witzel, B. Upex, K. Dobne e U. Kierdorf Hipoplasia do esmalte em molares de ovinos e caprinos, e a sua relação com o padrão de crescimento da coroa dentária; J.Anat. (2012) 220, pp484-495
108. Park TY *et al.* Aplicação da fluorescência quantitativa induzida por luz para determinar a profundidade da desmineralização da fluorose dentária na microabrasão do esmalte: relato de um caso: J of Restorative Dentistry and Endodontics.

109. Horst Kierdorf ; Linhas de Evidência - Marcas incrementais no esmalte molar de ovelhas Soay reveladas por um estudo de marcação com fluorocromo e imagens de electrões retrodifundidos ; PLOS ONE 6 de setembro de 2013 (1-14)

110. Uwe Kierdorf ; Defeitos de desenvolvimento e pós-rutura no esmalte molar de cangurus cinzentos orientais (Macropus giganteus) expostos a níveis ambientais elevados de fluoreto ; PLOS ONE ; 19 de fevereiro de 2016 (1-27)

111. Peretz B, Kafka I. Cárie dentária do biberão e complicações durante a gravidez e o parto. Pediatr Dent 1997;19:34-6.

112. Curzon MEJ, Spector PC. Manchas de esmalte numa área com elevado teor de estrôncio nos Estados Unidos. Community Dent Oral Epidemiol 1977;5:243-7.

113. Sae-Lim V, Chulaluk K, Lim LP. Consciência do paciente e dos pais sobre a importância do tratamento imediato de dentes traumatizados. Endod Dent Traumatol 1999;15:37-41.

114. Welbury RR, Murphy JM. O papel do dentista na proteção das crianças contra

Abuso. 2. sinais orofaciais de abuso. Br Dent J 1998;24:61-5.

115. McDonald S, Arkutu N, Malik K, Gadhia K, McKaig S. Gerir o paciente pediátrico com amelogénese imperfeita. Br Dent J 2012;212:425-428.

116. Urzu a B, Ortega-Pinto A, Farias DA, et al. Uma abordagem multidisciplinar para o diagnóstico de amelogénese imperfeita hipocalcificada em duas famílias chilenas. Ata Odontol Scand 2012;70:7-14.

117. Kazoullis S, Seow WK, Holcombe T, Newman B, Ford D. Doenças dentárias comuns associadas à erosão dentária em crianças australianas em idade escolar. Pediatr Dent 2007;29:33-39.

118. Peretz B, Kafka I. Cárie dentária do biberão e complicações durante a gravidez e o parto. Pediatr Dent 1997;19:34-6.

119. Ellwood RP, O'Mullane DM. Relação entre as opacidades do esmalte dentário e a cárie dentária numa população do Norte de Gales. Caries Res 1994;28:383-7.

120. Leppaniemi A , Lukinmaa P-L, Alaluusua S. Hipomineralização não fluoretada nos primeiros molares e o seu impacto nas necessidades de tratamento. Caries Res 2001;35:36-40.

121. Burt BA. A evolução dos padrões de absorção de flúor sistémico. J Dent Res 1992;71:1228- 37.

122. Curzon MEJ, Spector PC. Manchas de esmalte numa área com elevado teor de estrôncio nos Estados Unidos. Comunidade Dent Oral Epidemiol 1977;5:243-7.

123. Sae-Lim V, Chulaluk K, Lim LP. Consciência do paciente e dos pais sobre a importância do tratamento imediato de dentes traumatizados. Endod Dent Traumatol 1999;15:37-41.

124. Welbury RR, Murphy JM. O papel do dentista na proteção das crianças contra o abuso. 2. Sinais orofaciais de abuso. Br Dent J 1998;24:61-5.

125. Borum MK, Andreasen JO. Consequências do trauma nos incisivos superiores primários. I.\

126. Jarvinen S. Sobremordida incisal e lesões traumáticas dos incisivos superiores permanentes. Um estudo retrospetivo. Ata Odontol Scand 1978;36:359-62.

127. Buck D, Baker GA , Jacoby A , et al. Patient experience of injuries resulting from epilepsy. Epilepsia 1997;38:439-44.

128. Odoi R, Croucher R, Wong F, Marcenes W. The relation between problem behavior and traumatic dental in- jury among children aged 7 to 15 years. Community Dent Oral Epidemiol 2002;30:392-6.

129. Seow WK. Diagnóstico clínico de defeitos do esmalte: armadilhas a evitar e diretrizes práticas. Int Dent J 1997;47:173-82.

130. Cutress TW, Suckling GW. A avaliação de defeitos não cariosos do esmalte dentário. Int Dent J 1982;32:117-22.

131. Needleman HL, Leviton A , Allred E. Defeitos macroscópicos do esmalte dos dentes anteriores decíduos: tipos, prevalência e distribuição. Pediatr Dent 1991;13:208-16.

132. Cutress TW, Suckling GW. Diagnóstico diferencial da fluorose dentária. J Dent Res 1990;69:714-20.

133. Jalevik B. Hipomineralização do esmalte dos primeiros molares permanentes. Swed Dent J 2001;149(suppl):1-82.

134. William V., Messer LB, Burrow MF. Hipomineralização dos incisivos molares: revisão e recomendação para o tratamento clínico. Pediatr Dent 2006;28:224-32.

135. Belkhir MS, Douki N. Um novo conceito para a remoção de manchas de fluorose dentária. J Endod 1991;17:288-92.

136. Adair SM. Utilização de flúor baseada em evidências na dentisteria pediátrica moderna.

prática. Pediatr Dent 2006;28:133-42.

137. Iijima Y, Cai F, Shen P, et al. Resistência ácida de lesões de esmalte subjacentes remineralizadas por uma pastilha elástica sem açúcar contendo fosfopeptídeo de caseína e fosfato de cálcio amorfo. Caries Res 2004;38:551-6.

138. Kilpatrick N, Mahoney EK. Erosão dentária: Parte 2. Tratamento de erosões dentárias. N Z Dent J 2004;100:42-7.

139. Jalevik B, Noren JG, Klingberg G. Factores etiológicos que influenciam a prevalência de opacidades delineadas nos primeiros molares permanentes num grupo de crianças suecas. Eur J Oral Sci 2001;109:230-4.

140. Alaluusua S, Backman B, Brook AH, et al. Defeitos de desenvolvimento dos tecidos duros dentários e seu tratamento. In: Koch G, Poulsen S, eds. Odontopediatria: uma abordagem clínica. Munksgaard, Copenhaga: Blackwell Publishing Limited 2001:273-99.

141. Croll TP. Microabrasão do esmalte: observações após 10 anos. J Am Dent Assoc 1997;128(suppl):45S-50S.

142. Meyer-Lueckel H, Paris S, Kielbassa AM. Erosão de superfície em camadas de lesões cariosas naturais com ácido fosfórico e géis de ácido clorídrico em preparação para infiltração de resina. Caries Res 2007;41:223-30.

143. Miguel Angel Munoz, Gestão Estética Alternativa de Manchas de Fluorose e Hipoplasia: Efeito de Mistura Obtido com Técnicas de Infiltração de Resina, Journal of Esthetic and Restorative Dentistry,2012

144. Akpata ES. Início e tratamento da fluorose dentária. Int Dent J 2001;51:325-33.

145. Dalzell DP, Howes RI, Hubler PM. Microabrasão: efeito do tempo, número de aplicações e pressão na perda de esmalte. Pediatr Dent 1995;17:207-11.

146. McDonald RE, Hartsfield JK. Acquired and developmental disorders of the teeth and associated oral structures, In: McDonald RE, Avery DR, eds. Dentistry for the Child and Adolescent (Medicina Dentária para a Criança e o Adolescente). Louis, Mo: Mosby; 2000:105-50.

147. Sundfeld RH, Croll TP, Briso AL, de Alexandre RS, Sundfeld Neto D. Considerações sobre a microabrasão do esmalte após 18 anos. *Am J Dent* 2007; 20: 67-72 [PMID: 17542197]

148. Benbachir N, Ardu S, Krejci I. Indicações e limitações da técnica de microabrasão. *Quintessence Int* 2007; 38: 811-815 [PMID: 18197319]

149. Celik EU, Yildiz G, Yazkan B. Avaliação clínica da microabrasão do esmalte para a gestão estética da fluorose dentária ligeira a grave. *J Esthet Restor Dent* 2013; 25: 422-430 [PMID: 24320061 DOI: 10.1111/jerd.12052]

150. Reston EG, Corba DV, Ruschel K, Tovo MF, Barbosa AN. Uma abordagem conservadora para o tratamento estético da hipoplasia do esmalte. *Oper Dent* 2011; 36: 340-343 [PMID: 21740246 DOI: 10.2341/10-189-T]

151. Attal JP, Atlan A, Denis M, Vennat E, Tirlet G. Manchas brancas no esmalte: protocolo de tratamento por infiltração superficial ou profunda (parte 2). *Int Orthod* 2014; 12: 1-31 [PMID: 24503373 DOI: 10.1016/j.ortho.2013.12.011]

152. Meyer-Lueckel H, Paris S. Progressão de lesões de cárie em esmalte artificial após infiltração com resinas fotopolimerizáveis experimentais. Caries Res 2008;42:117-24.

153. Joshi SB. Uma visão geral do branqueamento de dentes vitais. J Interdiscip

Dentistry 2016;6:3- 13.

154. Venezie RD, Vadiakas G, Christensen JR, et al. Pré-tratamento do esmalte com hipoclorito de sódio para melhorar a adesão em amelogénese imperfeita hipocalcificada: relato de caso e análise SEM. Pediatr Dent 1994;16: 433-6.

155. Wright JT, Hall KI, Yamauche M. Enamel proteins in human amelogenesis (Proteínas do esmalte na amelogénese humana).

imperfecta, em particular. Arch Oral Biol 1997;42:149-59.

156. Wright JT. A técnica Etch-Bleach-Seal para o tratamento de defeitos de esmalte descoloridos em incisivos permanentes jovens. Pediatr Dent 2002;24:249-52.

157. Belkhir MS, Douki N. Um novo conceito para a remoção de manchas de fluorose dentária. J Endod 1991;17:288-92.

158. Seow WK, Amaratunge A. Os efeitos do condicionamento ácido no esmalte de diferentes variantes clínicas da amelogénese imperfeita: um estudo SEM. Pediatr Dent 1998;20:37-42.

159. Quionez F, Hoover R, Wright JT. Restaurações estéticas de transição na região anterior para pacientes com defeitos de esmalte dentário. Pediatr Dent 2000;22:65-7.

160. Wright JT. O diagnóstico e o tratamento da dentinogénese imperfeita e da amelogénese imperfeita. Hellenic Dent J 1992;2:17-24.

161. Fayle SA . Hipomineralização de molares e incisivos: tratamento restaurador. Eur J Pediatr Dent 2003;121-6

162. Ian Shuman . Coroas pediátricas: Do aço inoxidável à zircónia; PenWell; Academy Of General Dentistry.

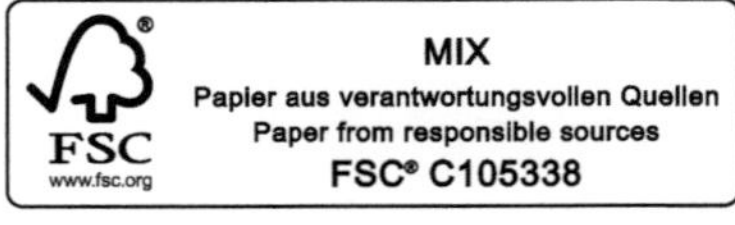

Printed by Books on Demand GmbH, Norderstedt / Germany